中国臓器移植の真実

美談報道の裏で
何が起きていたのか

野村旗守◉編
SMGネットワーク◉監修

SMG
ネットワーク
設立三周年
記念出版

加瀬英明
清水ともみ
野村旗守
日比野守男
三浦小太郎
大高未貴
佐渡道世
鶴田ゆかり
アニワル（エンヴァー）・トフティ・ブグダ
中村和裕

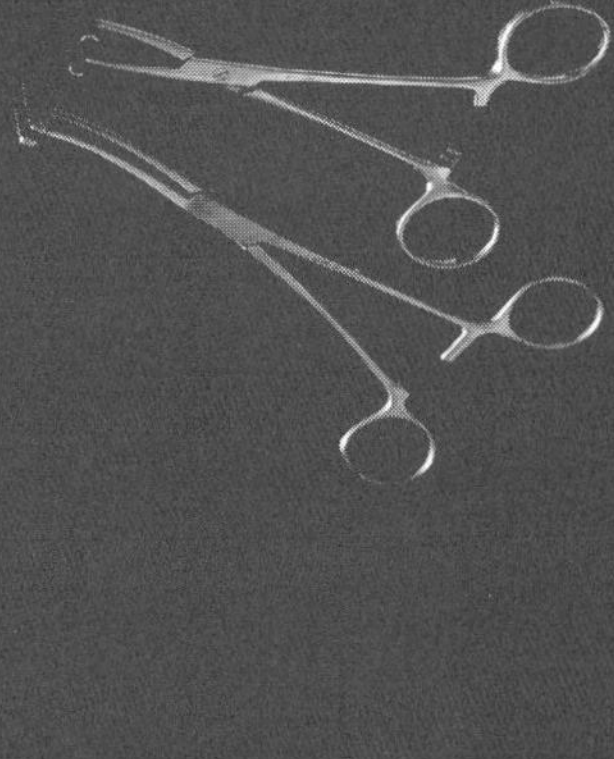

集広舎

中国臓器移植の真実

美談報道の裏で何が起きていたのか

序

加瀬英明

昨年2020年は、中国が世界の疫病神としてみられる分水嶺となった。

それまで中国に対して融和的な態度をとってきた、英独、フランスをはじめとするヨーロッパ諸国も、中国を嫌うようになった。

中国が香港の民主制度を蹂躙《じゅうりん》し、新疆ウイグル自治区で100万人以上のウイグル人を強制収容所に送り込み、チベット、内モンゴル自治区（南モンゴル）においても、言語・文化を奪う民族抹消政策を進めるかたわら、周辺諸国を脅かし、強引に海洋覇権を握る暴挙に対抗して、アメリカ、インド、日本などアジア太平洋諸国が中心となって、中国を閉じこめる〝万里の長城〟を築くようになった。

中国共産党は、新疆ウイグル自治区において身の毛がよだつ事業として、ウイグル人から臓器を奪う内臓移植を行っており、自由諸国からナチス・ドイツによるホロコーストと並ぶ残虐行為として、非難を浴びている。

日本は中国包囲網のなかで、もっとも脆《もろ》い鎖の環となっている。香港、ウィグルなどにおける、恐ろしい人権侵害を糾弾することも、制裁措置を講じることもしない。アメリカ、カナダ、イギリス、韓国、台湾など多くの諸国が、中国へ臓器移植のために渡航することを禁ずる法改正を検討もしくは実施しているが、日本は人権に顧慮《こりょ》することがなく見ぬ振りをしている。

私は防衛庁がはじめて設立した民間の安全保障問題研究所の理事長として、1980年代前半に人民解放軍に招かれて中国各地を巡ったが、新疆ウィグル自治区を2回訪れた。人民解放軍が1950年代に東トルキスタン共和国を侵略して、新疆ウィグル自治区と名づけて併合し、独立国であったチベットへ侵攻して支配した。

新疆ウィグル自治区の行政の中心であるウルムチから、孫悟空の『西遊記』に登場する天山山脈をわきに見て、かつて中東、ヨーロッパに至るシルクロードが通っていた草原を、軍用車で疾駆《しっく》した。町や村に入ると、壁にアラビア文字を消した痕が残っているうえに、中国の簡体字が書かれていた。漢民族の移住が進んで、人口の3分の1に達していた。

案内をつとめた軍装の解放軍の大佐が、「(ウィグル族は）大きく遅れた民です」と解説した。

私は9世紀末に唐朝が衰退すると、バクダッドが世界の中心となって、イスラムの学者や、工匠がシルクロードを通って、中国へ天文学、数学、薬学、ガラス工芸、金属細工、磁器のコバルト顔料など伝授したことを思って、暗然となった。

私の事務所に、亡命ウィグル人のリーダーたちが訪ねてくれるが、イスラム教徒であるのに、中国が禁じているために『コーラン』を学んだことがない。

香港、ウィグル、チベット、南モンゴルで起っている事態は、外国に限られたローカルな問題では、決してない。

中国に対して毅然とした態度をとらなければ、明日の日本の姿となるだろう。

目次

第1部

10日間で心臓4つ

フジTV「命のリレー」美談報道を再検証する

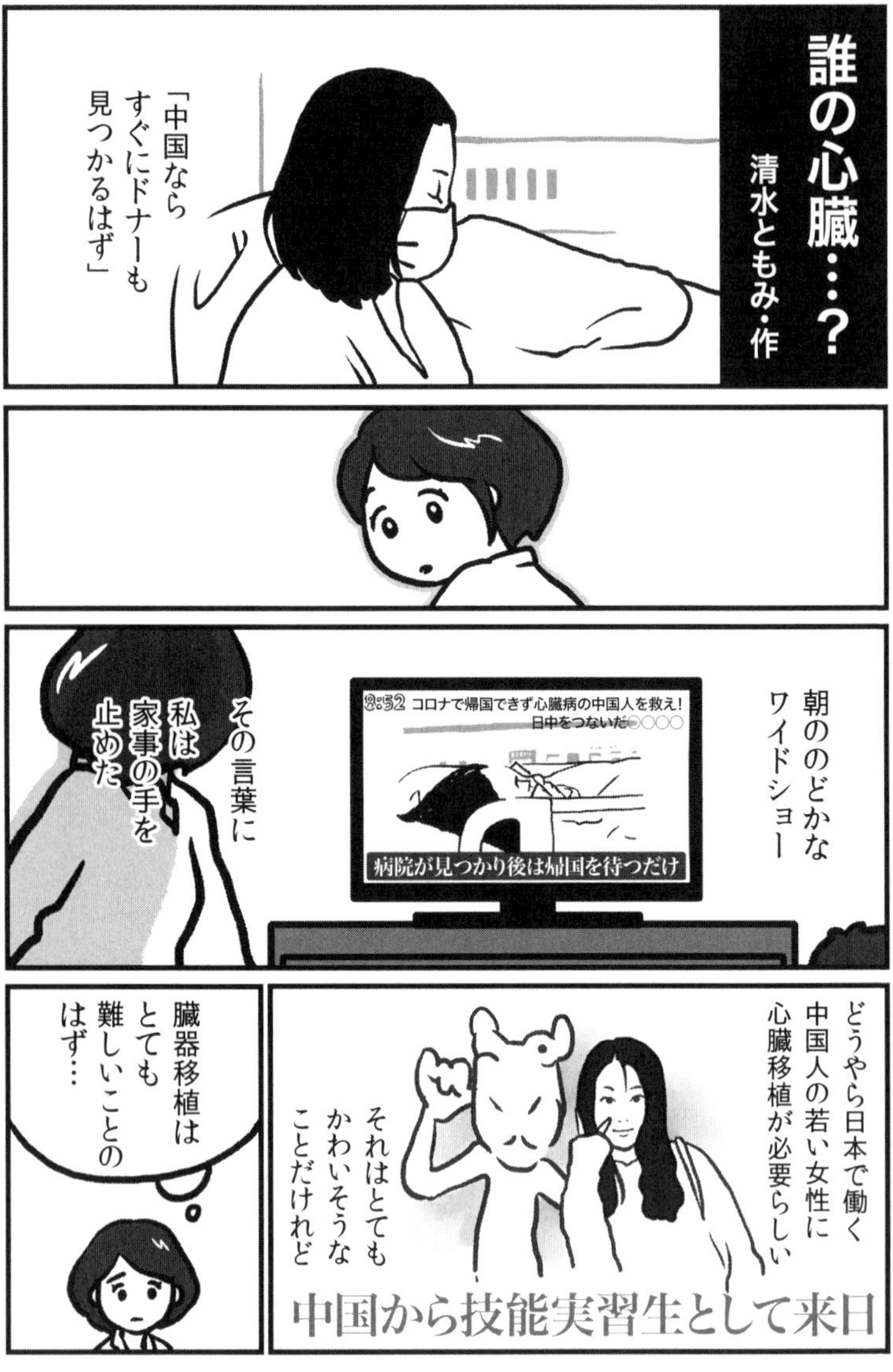
誰の心臓…？
清水ともみ・作
「中国なら すぐにドナーも 見つかるはず」
朝ののどかな ワイドショー
8:52 コロナで帰国できず心臓病の中国人を救え！
日中をつないだ○○○○
病院が見つかり後は帰国を待つだけ
その言葉に
私は 家事の手を 止めた
どうやら日本で働く 中国人の若い女性に 心臓移植が必要らしい
それはとても かわいそうな ことだけれど
中国から技能実習生として来日
臓器移植は とても 難しいことの はず…

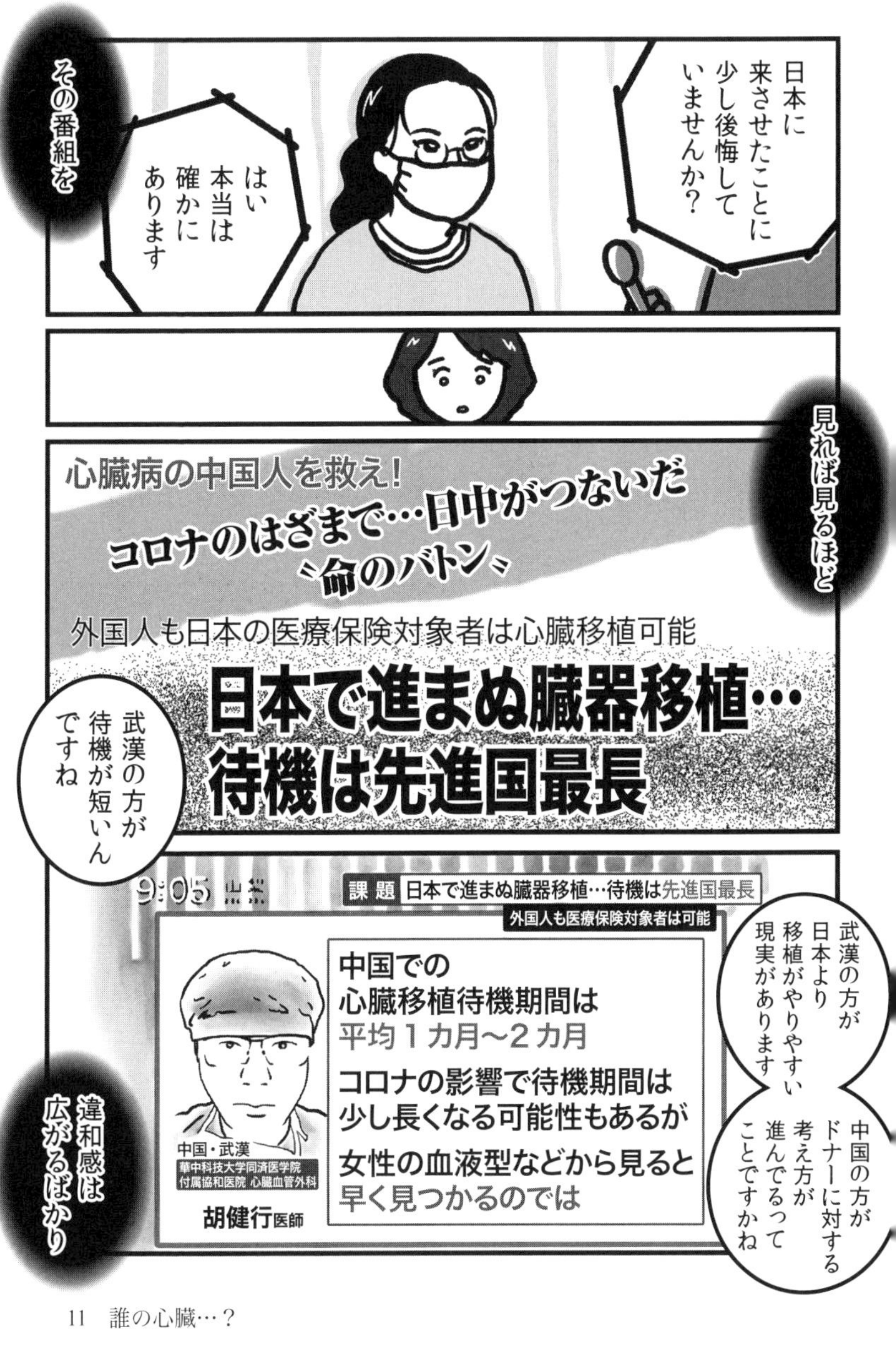
日本に来させたことに少し後悔していませんか？
はい 本当は確かにあります
その番組を
見れば見るほど
心臓病の中国人を救え！
コロナのはざまで…日中がつないだ〝命のバトン〟
外国人も日本の医療保険対象者は心臓移植可能
日本で進まぬ臓器移植…待機は先進国最長
武漢の方が待機が短いんですね
9:05
課題 日本で進まぬ臓器移植…待機は先進国最長
外国人も医療保険対象者は可能
中国での心臓移植待機期間は平均１カ月〜２カ月
コロナの影響で待機期間は少し長くなる可能性もあるが
女性の血液型などから見ると早く見つかるのでは
中国・武漢
華中科技大学同済医学院
付属協和医院 心臓血管外科
胡健行医師
武漢の方が日本より移植がやりやすい現実があります
中国の方がドナーに対する考え方が進んでるってことですかね
違和感は広がるばかり

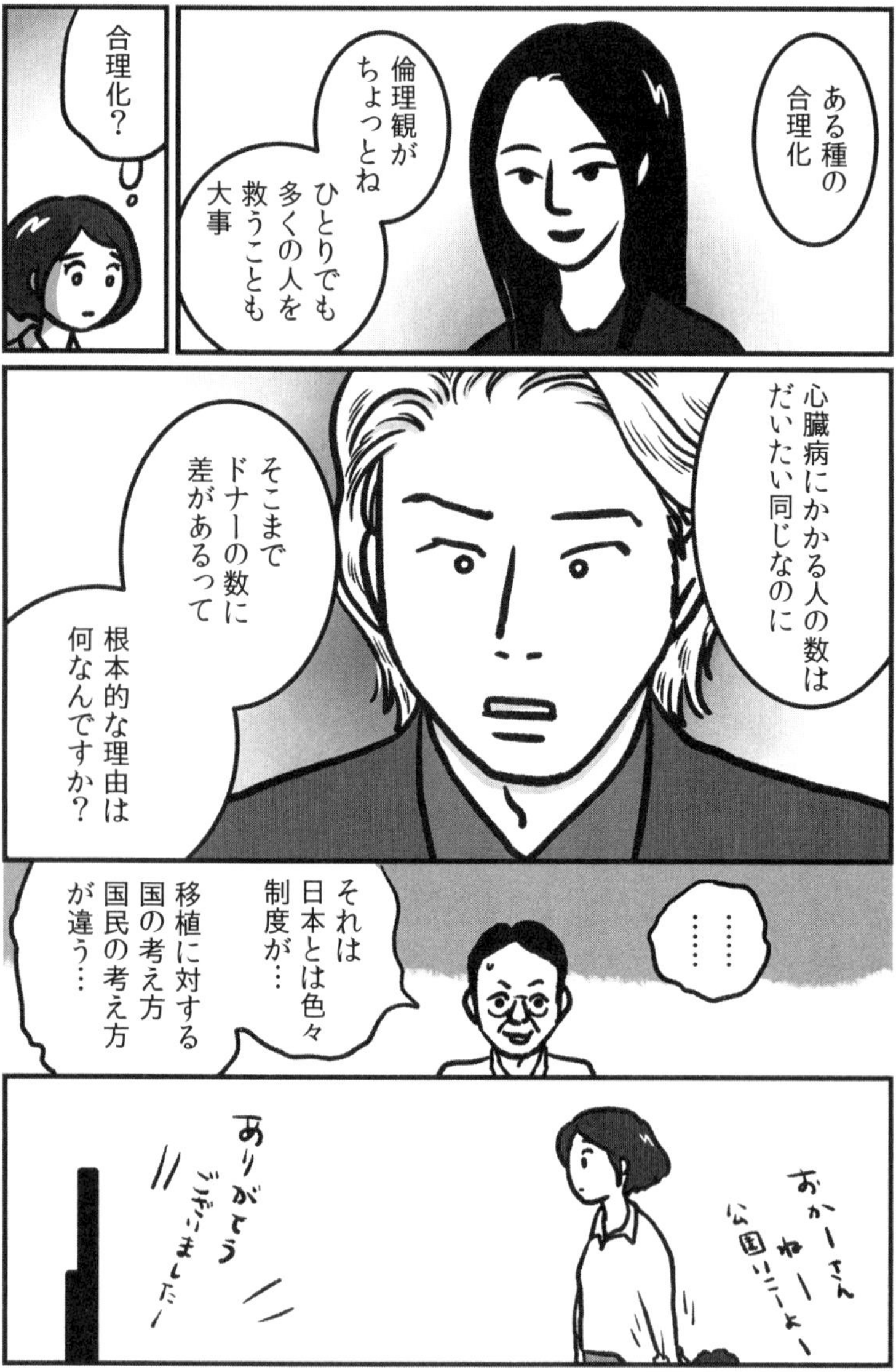
ある種の合理化
倫理観がちょっとね
ひとりでも多くの人を救うことも大事
合理化？
心臓病にかかる人の数はだいたい同じなのに
そこまでドナーの数に差があるって
根本的な理由は何なんですか？
………
それは日本とは色々制度が…
移植に対する国の考え方 国民の考え方が違う…
おかーさん ねー 公園いこーよー
ありがとうございました！

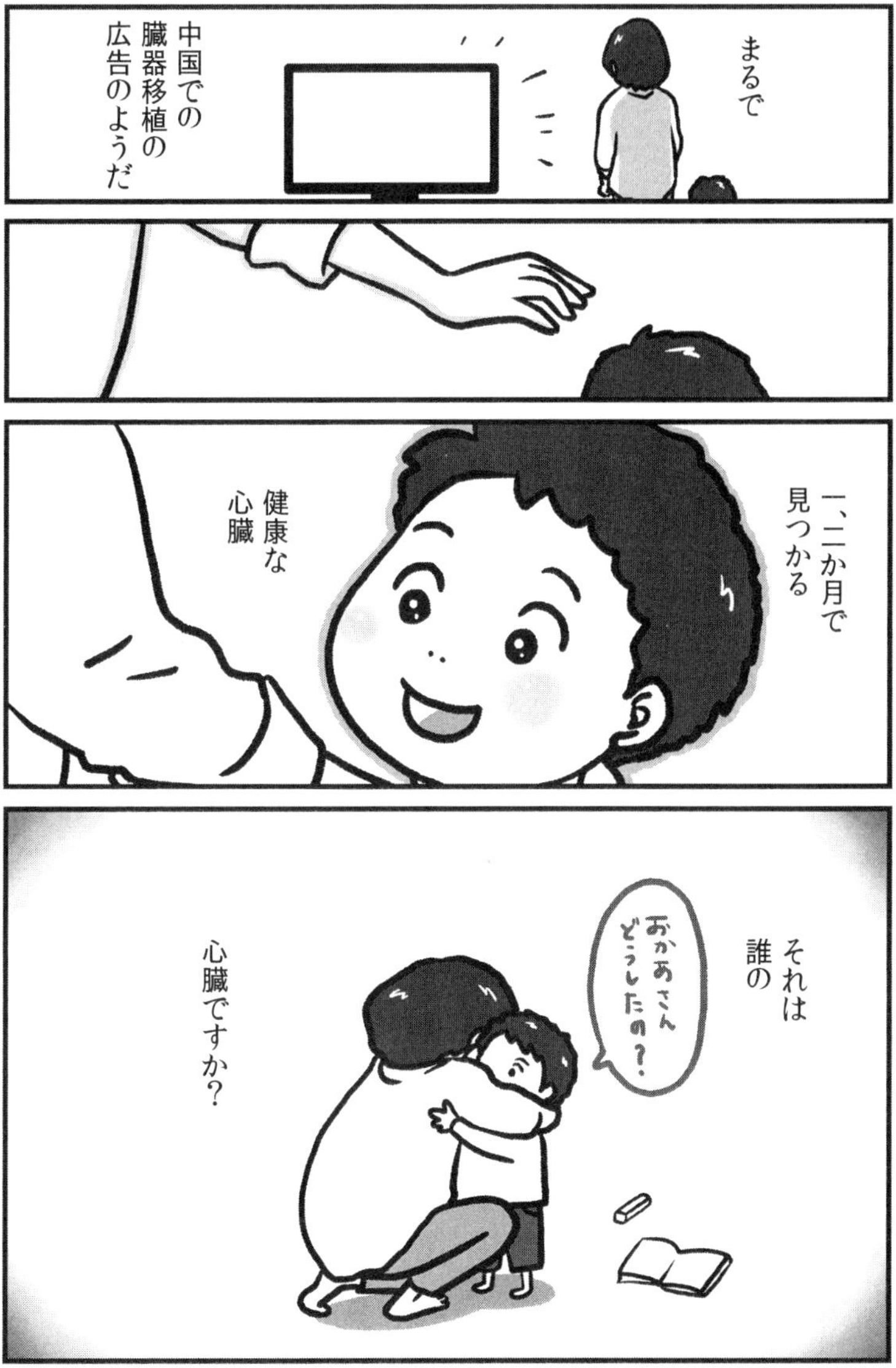
まるで
中国での臓器移植の広告のようだ
一、二か月で見つかる
健康な心臓
それは誰の
おかあさんどうしたの？
心臓ですか？

はじめに

フジTV「とくダネ！」報道にSMGネットワークはどう対処したか

野村旗守

厚顔無恥と無知蒙昧

物議を醸した2000年6月16日のフジ「とくダネ！」内の特集「日中命のリレー」美談報道については半年以上が経過した現在、殆どの読者の記憶から消えかかっているに違いない。しかし、我々SMGネットワークはあの特集番組を決して忘れはしない。

番組は、2018年の創設以来、セミナーや上映会、海外から来賓を招いてのシンポジウム等々を通して中国における強制臓器収奪とその売買の悪逆性を訴え、その危険性を啓発してきた筈の我々の活動を鼻で嗤《わら》い、殺人産業である中国の移植ビジネスを手放しで礼賛するものと映ったからである。

番組放送直後、「あまりに酷い」と遠方の知人から通報があった。普段はテレビとは無縁の生活をしている筆者だが、近頃はネットで動画の拡散という便利なツールがあるので懸案の

「命のリレー」特集を最初から最後までじっくり視聴することが出来る。

特集の詳細については他の執筆者が事細かに解説しているのでここでは省くが、概略をいえば、心臓に難病を発症した中国人技能実習生の女の子（愛知県在住、24歳）が日中医療関係者の必死の努力の末、中国に渡って移植手術を受け、奇跡的に一命を取り留めた——というもの。

初見の感想はといえば、？？？？？？？……と、頭のなかが疑問符で一杯になったというのが正直なところだ。

——中国が1人の技能実習生のためにチャーター便を飛ばした？（人の命など屁とも思わないあの中国が……？）

——彼女の命を救うため、総領事が全面的に協力？（共産党幹部の娘か孫娘というなら話は別だが……？　まさかそんなエリートが技能実習生なんて……？）

しかもチャーター便の運航費はすべて彼女を日本に送った中国側の斡旋《あっせん》企業が肩代わりしたという……？（カネに関してとことんシビアなあの中国企業が……？）

中国という国の体質を少しでも知る者が観れば、およそあり得ない絵空事のような場面が次々と展開され、正直、目が眩《くら》みそうになった。しかも、後の報道によれば、彼女の為、中国側はわずか10日あまりのあいだに4人分の移植用心臓を用意して待ち受けていたのだという。

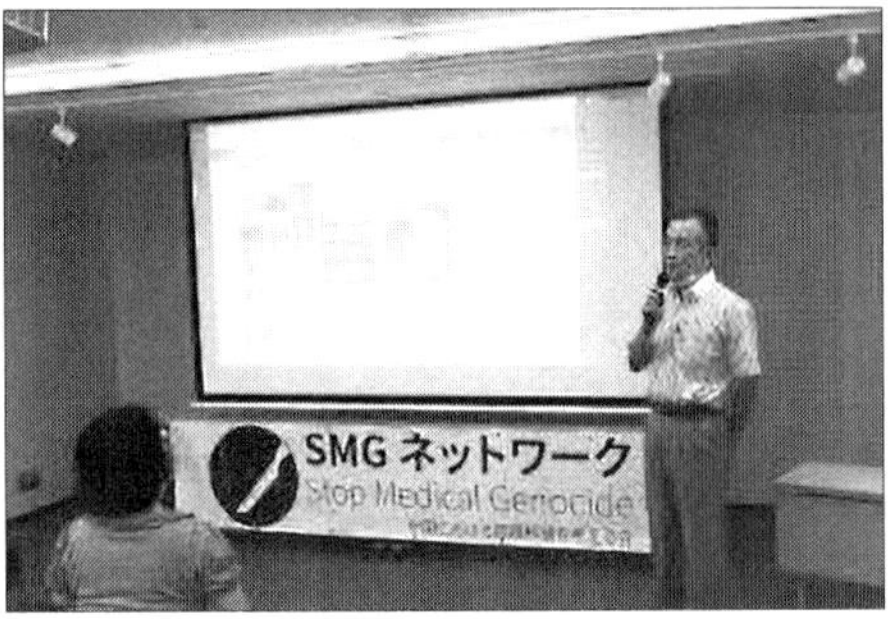

SMGネットワーク緊急集会の模様

おそらくこの特集の背景にあるのは、情報を提供した藤田医科大学病院と中国医療関係者の天をも恐れぬ堂々たる開き直りっぷり、そして情報提供者の甘言に乗せられ言われるがままに番組を制作・放送してしまった制作者と放送権者のあまりに愚かな無知蒙昧《もうまい》っぷりである。移植学会にも属する藤田医科大学病院の医師たちが殺人産業である中国移植医療の実態を知らない筈はない。中国に移植手術を受けに行くことは人を殺しに行くことだと知りながら、中国人技能実習生の渡航移植を「日中の連携で奇跡的に命をつないだ」と宣伝する藤田医科大学病院の厚顔無恥には只々呆れるばかりだし、中国臓器狩り産業の実態が世界でこれだけ暴かれている現在にあってそれを美談仕立てで放送したフジテレビのリテラシー能力はもはや地に落ちたと嘲笑を浴びても仕方ない。

フジテレビ社長への手紙

放送翌月、我々SMGネットワークは日本ウイグル協会と連携し、直ちに「とくダネ！」特集の不当性を訴える緊急集会を開いた（詳細に関しては、SMGネットワークウェブサイトを参照⇒http://smgnet.org/2020-7-8-conf-report/）。

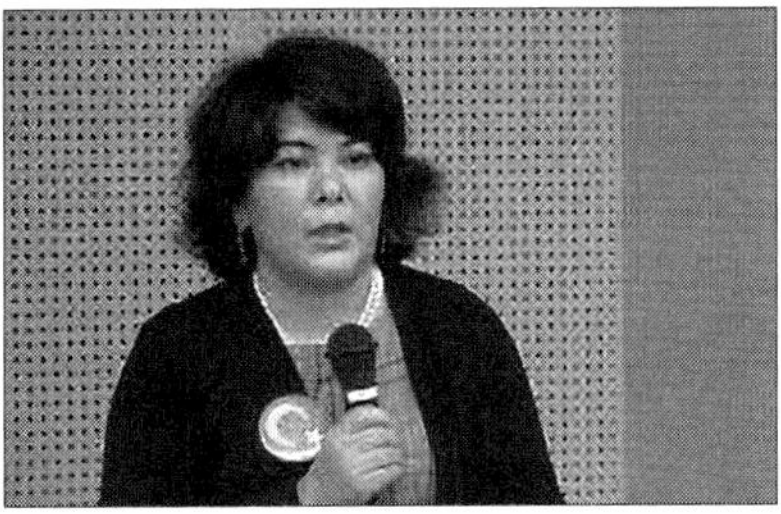

証言するウイグルのグリスタンさん

同時に、株式会社フジテレビジョンの遠藤龍之介社長に宛て、中国移植医療の実態を正しく伝える番組を再度制作し、放送してくれるよう請願文を送った。当初、番組の制作責任者に面会を依頼したのだが、アレヤコレヤと理由をつけて期日を引き延ばされたので、止む無くの措置だった。

以下に、当日遠藤社長宛に送った手紙の全文を掲載する。

株式会社フジテレビジョン
代表取締役社長兼COO

遠藤龍之介様

冠省　日頃より有益な番組制作ならびに情報発信にご尽力のほど、敬意を表します。

然《しか》し誠に遺憾ながら、２０２０年6月16日、貴社情報番組『とくダネ！』のなかで「新型コロナウイルスのはざまで……日本から中国へつないだ命のバトン」と題されて放送された特集につきましては、当事者として到底看過できるものではありません。

国際的な人権規範が確立されつつある今日においてなお、中国では無実の囚人（その多くは法輪功学習者とウイグル人等）から――多くの場合生きたまま――臓器を抜き取り、共産党幹部とその一族、そして国内外の富裕層の需要に応じて提供する生体ビジネスの蛮行が半ば公然と、それも年間数万件単位で横行していることが判明しています。

およそ現代社会ではあり得ないようなこの悪逆行為に対し、昨年ロンドンで開かれた民衆法廷に集まった人権問題の権威たちは「中国でかなりの期間、極めて多くの犠牲者に対して、良心の囚人からの強制臓器収奪が行われてきたことを確信する」として「有罪」判決をくだしました。また２０１７年には、米下院議会が「すべての良心の囚人からの臓器移植を即刻停止することを中国共産党に要求する」などの条文を含む決議案を採択しました。米国に先駆け、欧州議会でも2013年に決議案が通過しています。或いは、イスラエル、スペイン、イタリア、台湾、ノルウェー、ベルギー、韓国等ではすでに新法導入・法改正を実施し、自国からの「移植ツーリズム」を厳しく取り締まっています。

これらの国際情勢を踏まえ、我々SMGネットワーク（中国における臓器移植を考える会）は2018年1月の結成以来、中国の臓器移植産業を「人類史上未曾有の、そして現在進行形の国家犯罪」と位置づけ、その悪逆性を告発し、中国の国家犯罪に日本が加担しないよう、広報と陳情に努めてまいりました。

然るに、6月13日放送の『とくダネ！』内特集が、中国で心臓移植手術を受けるため帰国した技能実習生の話を取り上げ、「中国の移植は待機時間が非常に短い」「平均1～2か月」「日本では3年以上かかる」等々と、中国側医師や日本側識者らの声を交えながら、中国移植医療の無批判な称賛に終始されましたことは、遺憾という以外言葉がありません。

番組でも紹介された通り、日本には約1万4000人の臓器移植希望者がいて、日々苦悶に呻《うめ》きながら何時現れるともしれないドナーの出現を待っています。これらの重篤《じゅうとく》患者やその家族がこの番組を観てどう思ったか？

「自分も中国へ行って移植術を受けたい」――そう考えてしまうのが必然ではないでしょうか。

そうであるなら一大事です。勿論、それが制作者の本意ではないことは充分承知しておりますが、結果として番組は中国の殺人産業である「臓器狩り」ビジネスに加担し、視聴者に大いなる加害のリスクを負わせてしまったことになるのではないか――そんな疑念を抱かずにはいられません。

そこでお願いしたいのは、同番組が16日放送で伝え切れなかった中国移植医療の真実を再度取材の上で報じていただくことです。そして、中国への渡航移植に伴う加害の危険性を広く日本国民に知らせてただけないでしょうか？　中国当局による苛烈な迫害に苦しんだ多くの声を聞いた我々からの切なるお願いです。

（なお、この要望書は投函と同時にネット上に公開させていただく予定でおりますので、ご了承ください）

以上。

呼びかけ人代表／加瀬英明（ＳＭＧネットワーク代表）

賛同呼びかけ人／于田ケリム（日本ウイグル協会会長）
賛同呼びかけ人／丸山治章（SMG全国地方議員の会代表世話人）

番組担当者との対話

しかし、（予想されたこととはいえ）遠藤社長からの返答は一切なし。社長室へ直接電話を入れて面会を求めてもみたが秘書の対応は、「社長は忙しくて会えない」。それなら、せめて一筆、我々からの手紙へ社長室からお返事が欲しい――とのお願いにも「出来ない」との答え。

そうとなれば仕方がない。圧力団体めくのは本意ではなかったが、「とくダネ！」の番組スポンサー各社に手紙を出して助力を仰ぐことにした。当時、「とくダネ！」にスポンサーとして名を連ねていたのは、P&G、花王、YBC山崎ビスケット、サントリー、金冠堂、ケンタッキーフライドチキン、日清オイリオ、武田コンシューマーヘルスケア、アデランス、世田谷自然食品、新日本製薬、ホットスタッフ、グラフィコの13社。このうち、「前向きに対処する」と返答を頂いたのは、金冠堂と日清オイリオの2社のみだった。他の11社に関してはもしかしたらフジテレビへの忠言をしてくれたところもあったかもしれないが、残念ながら当方に対する返答はなかった。

「とくダネ！」担当者とようやく面会が叶ったのは、番組放送からおよそ1か月後。横浜市内のホテルで担当プロデューサーならびに担当ディレクターと、我々SMGネットワークの事務局数名で面談したのだが、はっきり言って徒労に終わった。

視聴者のあいだに拡散してしまったであろう中国臓器移植に関する誤解、そしてそれによって生じた取り返しのつかない加害のリスクを払拭《ふっしょく》するため、「とくダネ！」として新たに番組をつくって広めてもらいたい――という我々の要請に対し、ポロシャツ姿であらわれた若いプロデューサー氏は、「費用対効果を考えると、それは出来ない」と答えたのである。

正直、これを聞いた途端、ガックリ――と脱力してしまった。もうそれ以上対話を続ける気力すら失ったというのが実際のところである。ようするに、カネにならないことはやらない、と言っているのだ。

しかし、彼らのやったことは最大限厳しく言えば殺人教唆《きょうさ》であり、殺人幇助《ほうじょ》である。それもただの殺人ではない。大量虐殺《ジェノサイド》であり、民族浄化《エスノサイド》の話である。それを釈明するにあたって、言うにこと欠き、「費用対効果」はないだろう。率直といえば率直だが、それが本音だとしてももう少し別の表現があるはずだおそらく、フジテレビは今後も中国報道に関し、同じ過ちを繰り返すだろう。少なくとも「とくダネ！」報道に関し、彼らが罪の意識を感じている気配は微塵《みじん》も感じられなかった。

〝美談報道〟に騙されてはならない　中国への帰国移植

日比野守男

筆者が所属する日本医学ジャーナリスト協会は２０２０年度（第9回）の「協会賞・大賞」に、中日新聞取材班による調査報道の連載記事「西山美香さんの手紙」と、それをまとめた書籍『無実の訴え12年・私は殺ろしていません』（日比野注：「殺ろし」の送り仮名は原題どおり）を選び、２０２０年11月26日夜、授賞式・記念シンポジウムを東京・内幸町の日本プレスセンターで開いた。

看護助手として働いていた西山さんは患者殺害の冤罪で突然逮捕されて投獄されたが、13年間無実を訴え続けた。

これを知った記者たちは、西山さんが両親宛てに無実を訴えた３５０通の手紙をベースに関係者を丹念に取材して捜査の矛盾を突き止めた。さらに精神科医（元中日新聞記者）の協力を得て、西山さんが誘導されて虚偽の〝自白〟を迫られたことを立証した。西山さんの大阪高裁への2度目の再審請求で再審開始が決まり、２０２０年年3月31日、大津地裁で無罪判決を勝ち取った。

医学とジャーナリズムの協力で冤罪を暴いた稀有な例で、過去9回の対象の中で最も優れた報道といっても過言ではない。私自身が中日新聞（東京新聞）出身であり、後輩の目を見張るような活躍に対し素直に拍手を送りたい。

重大な誤解招いた「美談」報道

前置きが長くなったが、私は出身母体の「中日新聞」を自慢したいわけではない。

「冤罪」を暴き、判決を覆すようなすばらしい取材力を有しながら、3か月後には、その真逆、極めて重大な誤解を招く記事を掲載したことに驚かされた。

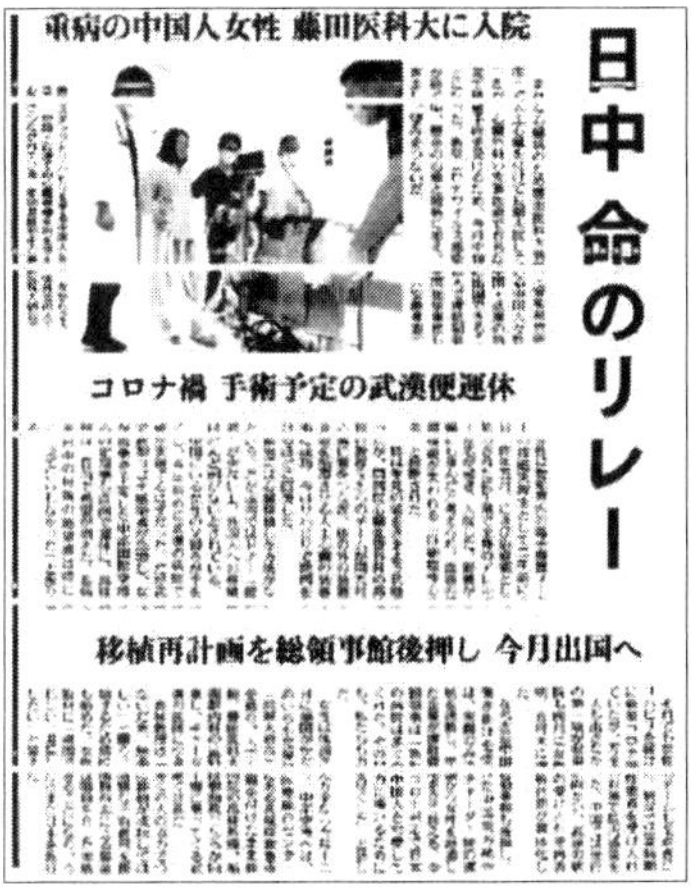
日中 命のリレー
重病の中国人女性 藤田医科大に入院
コロナ禍 手術予定の武漢便運休
移植再計画を総領事館後押し 今月出国へ

2020年６月7日付　中日新聞朝刊

同年6月7日付朝刊に「重病の中国女性　藤田医科大に入院　日中　命のリレー」と題した記事が掲載された。続いて6月13日付朝刊には、その続報記事「心臓移植へ　日中バトンつながる　実習生チャーター機で帰国」が載った。同じ記事は少し遅

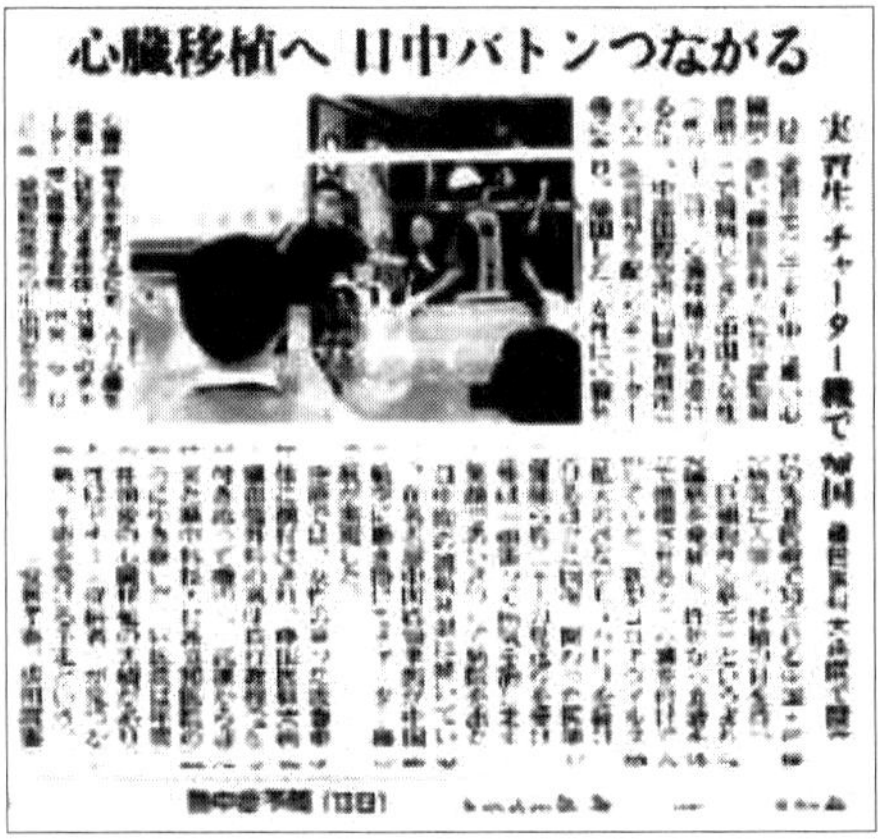

2020年６月13日付　中日新聞朝刊

れて中日新聞東京本社発行の東京新聞にも掲載された。また、ＮＨＫも報道している。

それらの内容を同大の７月14日付け「メディア掲載情報」で補足しながら、かいつまんで紹介する。

２０１７年11月に愛知県内の電子機器メーカーの技能実習生として来日した中国人女性（24）が２０１９年５月、急性腎不全で愛知県豊明市の藤田医科大学病院に入院。その後、血液の循環機能が失われる「巨細胞性心筋炎」と診断された。生命が危ぶまれる状態だったが、体外式補助人工心臓を装着して一時的に持ち直した。だが、予後が極めて悪い病気で、本来なら心臓移植が望ましいが、日本国内では心臓提供者（ドナー）が少なく、実現の見通しが立たなかった。

２０２０年１月末、中国・武漢市の「協和病院」で移植手術を受けることになったが、新型コロナウイルス感染症の蔓延で、中部国際空港からの定期便が運休。帰国への道が閉ざされた。ようやく4月、武漢市の都市封鎖が解除されたため、中国南方航空のチャーター便で6月

12日に帰国がかなった。女性は6月25日、「協和病院」で移植手術を受けた。

中国における移植の実情を知らない人が読めば「美談」と受け止めるかもしれない。

だが、この帰国移植のニュースが報道されるとネットで一斉に批判の声が上がった。

というのは、日本国内の移植関係者、移植取材の経験が多少でもある記者ならだれでも、6月12日に帰国した女性がわずか2週間後になぜ移植手術を受けることができたかについて疑問を抱くからだ。

藤田医大のお提灯持ち？

日本臓器移植ネットワークによれば、2017年3月までに日本国内で心臓・心肺同時移植を受けた患者の登録日から移植日までの平均待機期間は1079・4日（約2年11か月）。

なぜ中国では極端に短いのか。

2020年6月16日放送のフジテレビの番組「とくダネ！」を振り返れば、すぐに疑わしい実態が浮かび上がる。

番組には、藤田医科大学の「理事長アドバイザー」の伊藤隼也氏が登場。中国では心臓移植を受けるまでの待機期間が平均1～2か月と説明したことに対し、別の出演者からドナーの数に日中間で大きな差がある理由を問い質《ただ》されても要領を得ない。

「日本と制度が違うとか人口がすごく多いとか、さまざまな理由があるのですが、やはり移植に対する国の考え方そのものとか、国民の色々な考え方が違うので、これは一概には比較できないので…」と意味不明の言いわけに終始。突然、話をそらして、「ぼくはこの日本の補助人工技術、藤田医大はすごいと思うんですよ」と質問をはぐらかす。

藤田医大のお提灯持ちをし、その実績を誇らしげに語ったつもりが、正鵠を射る質問に慌てふためき、馬脚を現したといってもいい。

伊藤氏が突っ込まれたくない、極端に短い待機期間がなぜ可能なのかにこそ、中国の臓器移植問題の本質が隠されている。

2015年1月、仲介業者の紹介で、中国で腎臓移植を受けて帰国した静岡県在住の男性患者（1950年生まれ）が同年4月、浜松医大付属病院の腎移植外来を受診したところ、不透明な渡航移植の禁止などを盛り込んだ「イスタンブール宣言」を基に2012年9月に病院が作成した「中国において臓器売買（臓器ブローカー）の絡むような腎移植をした者に対しては、診療・診察を行わない」との申し合わせに従い、以後の治療を拒否された。患者は医師法違反

（応召義務違反）として同病院を相手に２７１万余円の損害賠償請求訴訟を起こしたが、一審の静岡地裁（２０１８年１２月）、２審の東京高裁（２０１９年５月）とも患者の請求を退けた。この訴訟を通じて明らかになった中国での臓器提供の不透明さを、伊藤氏はもとより藤田医科大学病院が知らないはずはないだろう。

こうした点に目をつぶり「善意のリレー」などと自画自賛するのは笑止千万である。藤田医科大学病院以外の日本中の移植医は何も疑問を抱かないとでも思っているのならおめでたいというほかない。

しかも「法輪功」系のニュースサイト「大紀元時報」によれば、技能実習生の中国人女性のために用意された心臓は、実は４つあったという。どうしてこんなに都合よく揃えられるのか、藤田医科大学病院は「協和病院」と事前に連絡を取り合って実習生を送りだすほど密接な関係にある。中国の臓器調達システムに何の疑問も持っていないなら事実関係を確かめて疑問に答えるべきだ。

ついでに言っておくと、伊藤氏は番組では〝ジャーナリスト〟を自称しているが、本来、ジャーナリストに求められる基本的な姿勢は、取材対象から一定の距離を置き、客観的に事象をとらえることである。「理事長アドバイザー」（当時）を務め、同大の太鼓持ちをしていながら番組ではそれを隠して〝ジャーナリスト〟などと言い張り、中立を装って視聴者を誤認させる。こういう姑息なことは正統派のジャーナリストからすると、最も恥ずべき行為だという常識を御存じないようだ。ジャーナリストとしての基本的な訓練をこれまできちんと受けていないということだろう。

「実態はそれ以上だった」

話を戻す。臓器移植までの極端に短い待機期間が可能なのは、心臓を含む臓器提供がドナーの意思を無視して行われているからに違いない。

中国では死刑囚に続き「良心の囚人」（言論や思想、宗教、人種などを理由に不当に逮捕された人々）からも本人の意思を無視して移植用の臓器を摘出・殺害し、臓器は政府高官やその身内、日本や韓国、中東などの裕福な外国人患者に優先的に移植されている——との疑惑が以前から指摘されてきた。

わが国では臓器提供に際して、本人の生前の意思表示を原則とするとともに、移植を受ける患者の順番が症状の重さに応じて厳密に決められる公的な登録システムを厚生労働省の外郭団体である公益社団法人「日本臓器移植ネットワーク」が運営している。

だが、それと正反対のおぞましい臓器移植が隣国の中国では以前から継続的に行われ、現在も続いている。

それでも百歩譲って中国からの技能実習生が中国へ帰国して臓器移植を受けることはいいとしよう。藤田医科大学病院がそれを支援することまではいいだろう。だが、黙ってするならともかく、それを特定のメディアに〝美談〟として売り込み「命のバトン」とか「善意のリレー」などと報道させては話が違ってくる。中国で行われている臓器移植ビジネスの実態に気づきながら、お墨付きを与え賞賛しているのと同じだからだ。藤田医科大学病院の説明を何の疑問も持たず鵜呑みにし、〝美談〟報道した報道機関は、同大の手先としてうまく利用されたといってもいい。かつて私がいた中日新聞もしかりである。恥ずかしい限りだ。

中国における臓器移植の実態を日本に最初に紹介したのは、元岡山大学教授の粟屋剛氏である。粟屋氏は思想的な右、左とは無関係の生命倫理の研究者である。

最近は滅多に会う機会がないが、年齢が近いこともあって以前から親しくし、何度も一献傾けた仲である。同氏は１９９０年代半ばから「中国における死刑囚からの臓器移植」の現地調査を行い、１９９８年には米国連邦議会下院の公聴会で証言・意見陳述を行うほど、この問題に精通している。

「現地調査へ行く前は、尾ひれ背びれがついたオーバーな噂だろうと思っていた」が「実際に行くと噂どころか、実態はそれ以上で、衝撃的だった」と栗屋氏。２０１９年11月末、東京大学で「臓器濫用及び移植ツーリズムについて考える――国際シンポジウム」が開かれた際、久々に粟屋氏と顔を合わしたので「その後、中国へ再調査に行っていますか？」と聞くと「もう行きたくても行けません。危険人物と見なされ、入国を拒否されています」と語っていた。

同氏の調査をきっかけに中国の臓器移植問題は徐々に海外でも知られるようになったが、日本での動きは鈍かった。

時を少し戻すと「中国における臓器移植を考える会」が２０１８年1月に開いた発足式には有志の国会議員、地方議員のほか、中国で反体制派と見なされ迫害されている法輪功学習者や、キリスト教の一派、イスラム系のウイグル人など少数民族出身者ら合わせて約90人が参加した。

さらに招待客として、中国の移植問題を10年以上、調査してきたカナダのデービッド・キルガー元アジア太平洋担当大臣とデービッド・マタス国際人権弁護士、イスラエルのジェイコブ・ラヴィー心臓移植医の3人も加わり、それぞれの立場から中国での臓器移植の実態について報告した。

海外からのゲスト3人や「考える会」などの話を総合すると、最も疑念を生じさせるのは、中国が臓器提供者（ドナー）をどう確保しているかだ。死刑囚から臓器を摘出しているとの疑いは以前からあったが、中国側は頑強に否定し続けてきた。だが嘘をつき続けることができないと観念したのか、2005年には一転して死刑囚からの臓器摘出を認め、2015年には一応、死刑囚からの摘出の停止を宣言した。実際にどこまで守られているのか不明である。

鈍すぎる日本の政治とメディアの反応

中国が世界一の〝死刑大国〟としても、年間の執行数は数千人。公式発表の年間1万件の移植を行うにはドナーが足らない。本当に死刑囚から摘出をやめたなら、さらに足らなくなるはずだ。

マタス氏やキルガー氏の独自調査では実際の移植数は公式発表の数倍から10倍。2006年には中国の病院に勤務していた女性の米国での証言から、法輪功の学習者からも臓器を摘出していたことが明らかになっている。

これらを踏まえ両氏は「死刑囚のほか中国政府が危険と見なす法輪功学習者、ウイグル人、チベット人など『良心の囚人』からも臓器を摘出している」と断定している。

中国は米国以上の〝移植大国〟なのに国際学術誌に移植関係の論文が載らないのはドナー情報を明らかにできないためと見られる。

中国では臓器移植がすでに営利追求の「1兆円ビジネス」になり、海外から富裕な患者が押し寄せている。東アジアでは韓国、日本の順に多いとされる。

一方、日本を含む65か国が加盟する国際移植学会は2008年5月「イスタンブール宣言」を採択。営利目的の〝移植ツーリズム〟を禁止、移植用臓器は自国で確保するよう求めている。「宣言」には法的拘束力はないが、2008年から16年にかけてイスラエル、スペイン、台湾が法改正をし、臓器売買などが絡んだ不透明な渡航移植（移植ツーリズム）を禁止し、具体的には自国から中国への営利目的の移植ツーリズムを禁止した。

世界で初めて中国への渡航移植を禁じる法改正を主導してきたイスラエルのラヴィー氏は「日本も中国への〝移植ツーリズム〟を法で禁止すべきだ。そうしないと中国の『良心の囚人』が次々と被害者になる」と訴えたが、中国への移植ツーリズムの禁止を求める国際的な流れに逆らうかのように、日本政府、国会の腰は重い。それを補うかのように「考える会」には多くの地方議員が個人として参加、中国への渡航移植を法的に禁止するよう求めて活動を始めている。

こうした動きを背景に、埼玉県議会が２０１７年10月、中国を念頭に「臓器移植ネットワークが構築されていない外国における移植は臓器売買等の懸念を生じさせ、人権上ゆゆしき問題」とした「臓器移植の環境整備を求める意見書」を可決、政府に対し移植ツーリズムの規制を求めている。同年11月、名古屋市議会も同様の趣旨の意見書を可決した。両議会に先立ち青森県六戸町議会は既に２０１４年３月、臓器移植目的の中国への渡航を禁止する法律の制定を求める意見書を可決している。その後もこうした動きは続き、「考える会」によると、これまでに合わせて80近い地方議会が意見書を政府に提出している。だが、移植ツーリズムを批判する動きは国政レベルではまだわずかしか見られない。

メディアの動きも鈍い。以前から中国での不透明な臓器移植を告発する報道はほとんどなく、今回の藤田医科大学病院の〝美談〟について正面切って批判した新聞・テレビなどのメディアは今のところ一つもない。厳しく批判しているのは部数の少ない一部保守系雑誌のみである。臓器摘出の対象にされる「良心の囚人」の関係者や親族が日本にも多く逃れ、反移植ツーリズムに「反中国」の政治運動も絡んでくるので、それに巻き込まれるのを避けたいためだろう。

「考える会」の代表を保守系外交評論家の加瀬英明氏が務めていることも活動の輪がなかなか広がらないことと無縁ではないだろう。筆者自身、加瀬氏の保守的な考えに同調しているわけではない。むしろ正反対である。

日本ではいまのところ「考える会」以外に中国の臓器移植ビジネスを告発する継続的な活動をしている組織はなく、これだけでは中国で行われている不透明な臓器移植を止めさせる大きな力にはなりえない。「考える会」が党派、思想を問わず人権問題に関心のある人々がもっと多数参加できるような裾野の広い組織に発展的に解消し、強化すべきではないか。「良心の囚人」からの臓器収奪問題の告発にカナダで勢力的に取り組んだ前述のデービッド・マタス国際人権弁護士、英国に設けられた「中国・民衆法廷」議長として膨大な聞き取りなどをもとに中国で強制臓器収奪が行われていると2019年6月に断定したジェフリー・ナイス卿（元検事総長）らのように、国際派で人権問題に通じている人物をトップに据える必要があるだろう。

最優先すべきは「ドナーの人権尊重」

政治、メディア、一般国民のこの問題への関心、取り組みが弱い以上、臓器移植行政を所管する厚生労働省も積極的に動こうとはしない。健康局「移植医療対策推進室」は「国内業務が中心」と中国の臓器提供問題には関わらないようにしている。

２０１７年末、渡航移植のために支払った医療費について「海外療養費制度」を使い、一定額まで医療保険から払い戻すことを決め、健康保険組合などに通知した。これに対して出された「保険適用が渡航移植を促進しかねない」との批判に対し、営利目的の移植ツーリズムで移植を受けた患者を対象外とするため①日本臓器移植ネットワークへの登録、②日本の主治医の紹介状の提出の義務付けなどの要件を定めた。中国の臓器移植問題に関係して行ったことといえば、これぐらいだ。

渡航移植を法的に禁止した国から出されている「日本も臓器移植法を改正して禁止するべきだ」との勧告、海外への移植ツーリズムに参加して移植を受けた帰国者の報告義務化などについては「今のところ検討する予定はない」と消極的だ。さらに中国への渡航移植を橋渡しする悪徳弁護士も関わったあやしげな国内ブローカーの実態調査も「予定はない」と臓器移植医療対策推進室の腰は完全に引けている。

わが国最初の脳死下の心臓移植は１９６８年８月、札幌医大の和田寿郎教授が行ったが、ドナーへの救命治療が十分に行われたかどうか、脳死判定が適切だったか、レシピエントは本当に移植が必要だったのかなど不透明な点が次々と指摘され、国民が普段から抱いていた医療不信・医師不信と重なり、医療界全体が批判にさらされた。和田教授は殺人罪で刑事告発された（最終的には嫌疑不十分で不起訴処分）。

和田移植がもたらした影響は大きく、日本の医療界で脳死移植を続けようとの機運はほとんど消え失せた。ようやく1997年6月に「臓器移植法」が成立し、再開の道が開かれたが、和田移植から29年もかかったのは、国民の医療不信の解消がいかに難しかったかを示している。

脳死判定の厳格化、レシピエント（臓器の移植を受ける患者）が移植を受ける条件・順番の決め方に比べ、最も困難だったのはドナーの人権をいかに守るかであった。ドナーの条件として、本人の生前の書面による意思表示がある場合に限定し、家族（遺族）による「忖度《そんたく》」を完全に否定するなど世界一厳しい規定などを設けることでやっと成立にこぎつけた。あまりの厳しさに一部の医師からは「これでは臓器移植禁止法だ」とささえ揶揄された。

だが多くの移植医らは、この厳しい条件下で倫理的、医学的に一点の疑惑も招かない完璧に近い移植の実績を重ねた。そのおかげで国民の不信も徐々に解消、2009年7月、ドナーの人権を守りつつ、ドナーとなる条件を緩和し、移植手術をしやすくするために「臓器移植法」は改正された。これまでの経緯を振り返ると、臓器移植で最も重要なことはドナーの人権尊重であることは、日本の移植関係者の間で今や当然のこととして受け止められている。それは海外のドナーについても同様だ。

こうした共通理解を踏まえて、中国でどのような手続きを経て提供されたかが不明の腎臓の移植を受けた患者の診療を浜松医大が拒んだのは当然である。

反対に、藤田医大のように、中国の「良心の囚人」からの臓器摘出を前提とした移植を「命のリレー」などと持ち上げることは、「臓器移植法」や「イスタンブール宣言」を遵守しながら健全な移植医療の発展に取り組んできた国内の他の大学病院、国立病院への冒瀆といってもいいだろう。

＊＊＊

生きた「良心の囚人」から臓器を好きなだけ摘出するという残虐行為ですぐに連想させられるのは、旧日本陸軍の関東軍の秘密部隊＝防疫給水部本部（731部隊、部隊長・石井四郎軍医中将）が中国東北部（旧満州）のハルビン市郊外で行っていた細菌兵器の開発や凍傷・毒ガス実験だ。その実験材料として使われたのは、反日分子として拘束され、死刑を言い渡された「マルタ（丸太）」と呼ばれた３０００人の中国人、ロシア人らだ。生存者は1人もいない。

駆け出し記者時代の初任地として三重県津市に赴任していた筆者は、三重大学で取材する予定の細菌研究者（後に、作家・森村誠一氏の『悪魔の飽食』に実名で登場）が旧部隊員であることを事前に偶然知った。インタビューの中で、一時期勤務していた中国での研究に何度も話を振ったが、たくみに質問をはぐらかされたことから「７３１部隊」によけいに関心を持つようになった。

後年、米国留学中にワシントンDCにある米国国立公文書館やメリーランド州の分館へ1週間ほど通い、開館時から閉館時までこもって「７３１部隊」による残虐行為を裏付ける史料を探索した。これらの史料は「unit 731」で検索すると大小の段ボール箱20～30箱分もあった。とうてい全部に目を通すことはできない。しかし、当たりを付けながら探していくと、戦後日本に進駐した米軍による元部隊員への尋問調書、米軍が部隊のすべての研究成果の提供を受ける見返りに部隊員を戦犯訴追しないように米国政府に取引を求めた第一級の史料、さらに従来焼却処分されたと思われていた1メートル四方ほどもある部隊跡の詳細な見取り図などを探し当てることができた。東京の連合国軍最高司令部（ＧＨＱ）へ「７３１部隊」の悪行を告発する元部隊関係者からの多数の投書も残されていた。いずれもコピーして日本に持ち帰った。

731部隊による残虐行為は「……といわれている」などと伝聞形で書くメディアが今でも少なくないが、公文書館の膨大な史料は一点の疑いもなく事実であることを物語っている。

2004年秋、ハルビン駅から南約25キロメートルの「平房区」にある本部跡へ1人で取材に行った。記念館として使われている本部庁舎跡には、731部隊の犯罪行為を示す細菌培養器、シャーレ、試験管、防毒衣、防毒マスク、マルタを拘束するための刑具、マルタの骨を切るためのノコギリ、凍傷実験用タンクなどを初め、多数の写真が展示されていた。最も残酷といわれた「凍傷実験」の再現映画も上映されていた。記念館の外には、マルタを閉じ込めていたレンガづくりの地下の「特設監獄」跡が掘り起こされ、全容が露わになっていた。

それらを見て回っていると、731部隊が行った残虐非道な、おぞましい人体実験の様子が目に浮かび、日本人として恥ずかしい思いで胸が詰まりそうになる。

生きたまま臓器を摘出されて惨殺される中国の「良心の囚人」への迫害が世界中から批判されていることを知るにつれ、「マルタ」と「良心の囚人」とがダブって見えてくるようになった。だが、中国の移植ビジネスによって犠牲となった「良心の囚人」の数・規模は731部隊の3000人を桁違いに上回る。しかも移植ビジネスの犠牲者は自国民であり、加害者は自国の政府である。それだけに憐憫《れんびん》の情をいっそう禁じ得ない。

ジャーナリズムがショーと化す時

三浦小太郎

番組「とくダネ！」が報道した日中の「美談」

去る2020年6月16日、フジテレビの番組「とくダネ！」にて「日本と中国の国境を越えてつないだ命のバトン」（番組内での言葉）が放映された。しかし、その内容は、現在中国における「臓器売買」の危険性に触れないばかりか、それを隠蔽、いや、むしろ美化しかねないものだった。

まず、当該番組の内容を簡単に紹介しておく。番組は中部国際空港に旅客機が到着したところから始まる。ナレーションが、この飛行機は、中国の武漢からやってきたチャーター便であること、この飛行機は24歳で、重病を患っている中国人女性を、武漢に連れて行くために来たことを説明する。さらにナレーションは続く。

「彼女がここにたどり着くまでには、懸命に命を守ってきた日本の医師たちの存在があった。新型コロナウイルス感染拡大に伴う混乱に翻弄《ほんろう》されながらも、日本と中国の国境を越えてつないだ命のバトン。その軌跡を追った」

この女性は2017年11月、中国から愛知県内の電子機器メーカーに技能実習生として来日したが、巨細胞性心筋炎という病に侵される。愛知県の藤田医科大学病院にて緊急手術が行われ、心臓を体外の補助人工心臓と4本の管でつなぐことで血液の循環を維持することになった。これで一時的に生命はとりとめたが「補助人工心臓はあくまでも一時しのぎ。この病気には心臓そのものを取り替える心臓移植が必要」である。「だが、日本ではドナーの数も少なく、外国人への移植の例がほとんどない」。

藤田医科大学病院の心臓血管外科、高味良行教授が番組で次のように語っている。

「どうしても（彼女を中国に〔三浦注〕）帰してあげたいということで、領事館に一筆書いて、領事がすごく迅速に動いてくださって、アプローチしたらそういうふうにレスポンスしてくださって、そこから歯車が。そして、中国南方航空も動いて」

さらにナレーションが続く。

「母国中国で心臓移植を受ける。中国ならすぐにドナーも見つかるはず。総領事館に掛け合い、武漢市にある心臓外科の先進医療で有名な病院の受け入れも決定し、あとは帰国の日を待つだけとなった」

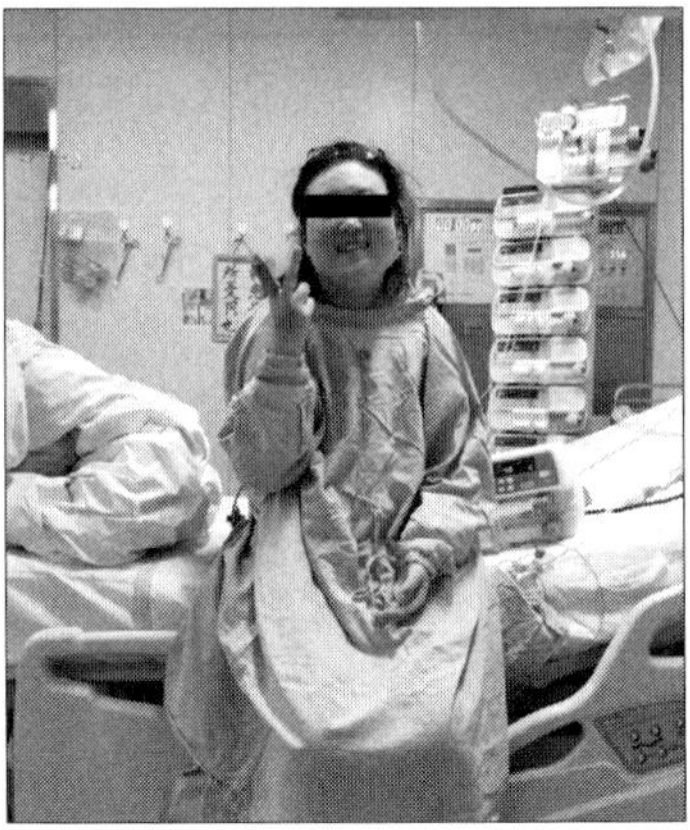

移植手術を受けた中国人技能実習生

しかし、武漢市でコロナウイルス感染症が発生、彼女の帰国は不可能となった。その後、日本でも感染が拡大。藤田医科大学病院も新型コロナウイルスの感染者を多数受け入れることになった。院内感染を防ぎつつ治療を続ける医師たちと共に、彼女は約5か月間、懸命に努力し、補助人工心臓をつけたままでも、短い距離なら連続して歩けるまでに回復した。2020年4月、武漢市が都市封鎖を解除、日本側は、今こそ彼女を中国に帰国させて心臓移植を実現するため再度中国側と交渉。6月12日、中国側はチャーター便を飛ばし、彼女は中国に旅立つ。その後、無事武漢に到着した彼女からの喜びにあふれた映像が映される。

この一連の過程を取材してきたという医療ジャーナリスト、伊藤隼也氏が番組に登場し、まず、日本の医療現場がいかに努力してきたかが語られる。その後の伊藤氏と番組のやり取りは重要なので、出来るだけ全文を紹介する。

小倉智昭アナウンサー　日本国内においては、日本人でも臓器移植はまだハードルが高いのですが、それが日本にいる外国人が臓器移植ということになると、現状としては、隼也さん、どうなんですか。

伊藤隼也　ほとんど不可能に近いと思います。実際、過去に数例だけあるのですが、日本の健康保険を持っている患者さんはできるんですが、実際問題、日本の臓器移植の待機者はいま1万4000人以上いるんですね。実際、そのうちの2パーセントぐらいの方が平均3年1か月近くお待ちになっているということで、心臓移植だけではなくて、今回補助循環装置を使いましたよね。これは2個つけているケースはきわめて珍しくて、僕は1個だけしかつけていない方の外出のお手伝いなんてことも過去にやったことがあるんですけど、これ、本当に僕、自分自身でもびっくりして、やはりそういう現場の中でもほぼ奇跡に近いことではないかなと思って喜んでいます。

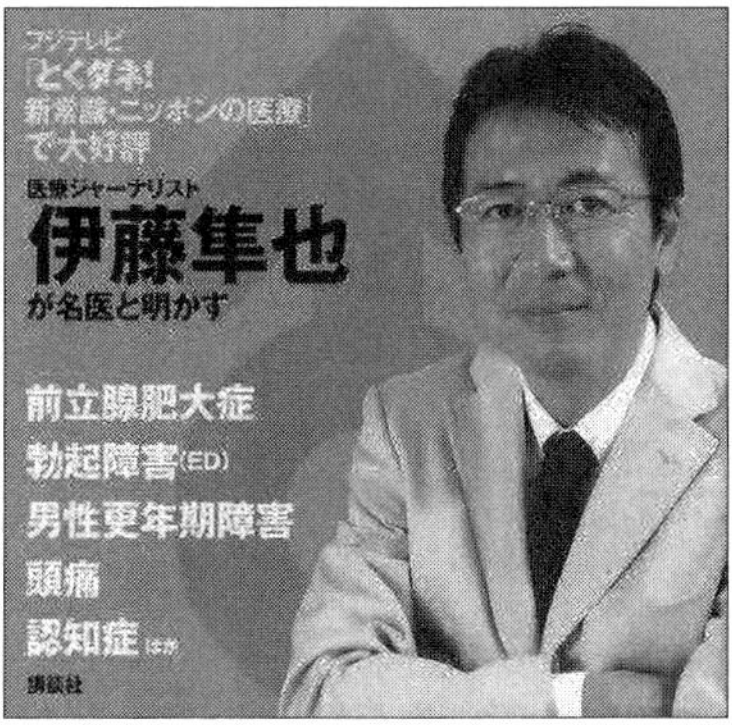

医療ジャーリスト・伊藤隼也氏

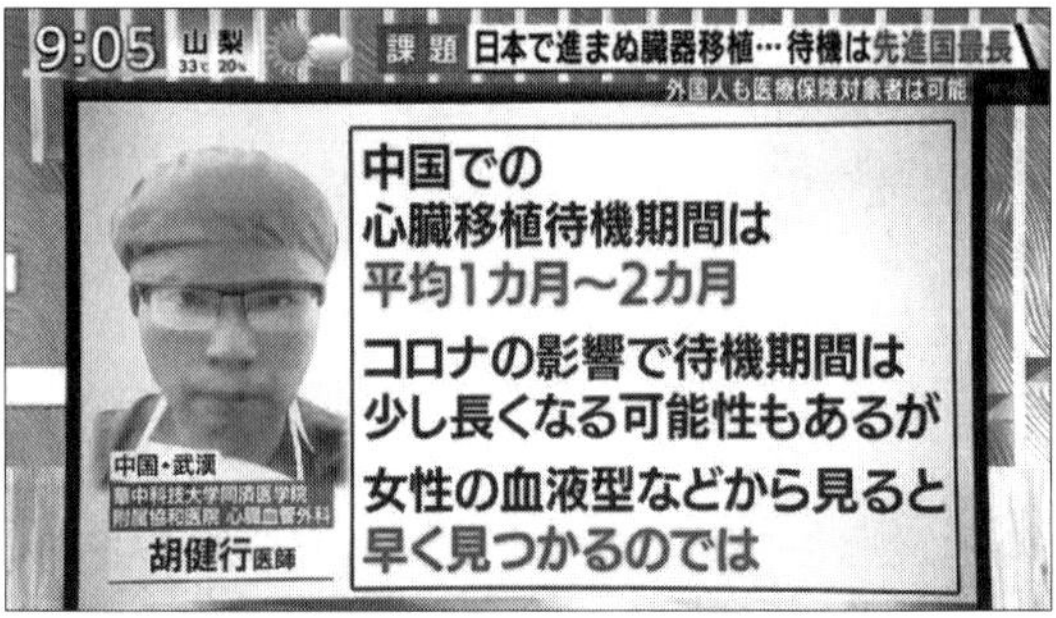

「とくダネ！」番組中のフリップ

ここから、番組は中国における心臓移植手術の問題に入っていく。

カズレーザー氏の問題提起と論点ずらし

小倉　彼女を武漢に送り届けたということは、中国武漢のほうが移植手術がやりやすいということなんですか。

伊藤　やはり武漢は非常に移植の待機時間が短いんですね。それで、日本と違って数か月待てば、残念ながら日本と違うという点はあるんですが、移植ができるという現実があります。

ここで、彼女を中国で診察している胡健行医師からの「中国での心臓移植待機期間は平均1か月から2か月。コロナの影響はあるかもしれませんけれども、血液型などから見ると早く見つかるのでは」という言葉が紹介される。それを受けて伊藤氏は次のように語っている。

伊藤　そうですね。本当に日本でもまだまだいろいろな取り組みが必要だと思っているのですが、実際問題、中国と比べると日本はそこに関しては残念ですが、いわゆる十分ではない環境ですね、本当に。

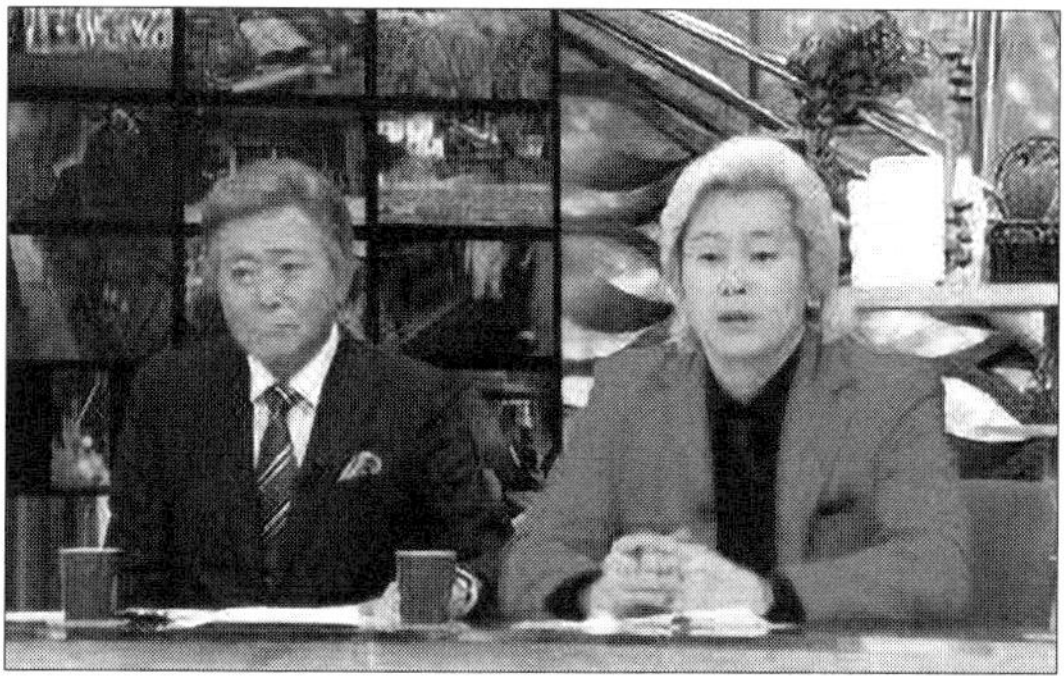
番組中のカズレーザー氏（右）

ここで、スペシャルキャスターであるカズレーザー氏が、この番組で最も本質的な疑問を呈した。

カズレーザー　いや、もともと心臓病に罹患する方の割合というのはあまり変わらないと思うんですけど、そこまでドナーの数に差がある根本的な理由はなんなんでしょうかね？

これに対して、伊藤氏は次のように答えている。

伊藤　やはり日本と制度が違うとか人口がすごく多いと

か、さまざまな理由があるのですが、やはり移植に対する国の考え方そのものとか国民のいろいろな考え方が違うので、これは一概に比較はできないので、僕はこの日本の補助人工技術、これは藤田医科大学はすごいと思うんですよね。2個つけた人がこれだけ自由に動き回るというケースは本当に僕自身は驚きました。

以上が番組内容の報告である。長文の引用となったのは、番組の作り方を理解していただきたかったからだ。前半は、藤田医科大学病院と医師たちが、この中国人女性の命を救うために奮闘する様が描かれ、心臓血管医学の進歩、人工心臓の発展などの医療技術が解説される。そして後半部は、中国においては移植手術が日本に比して容易に行われ、この女性が助かるであろうことを暗示される。

ここで完全に抜け落ちているのは、中国において、なぜ「非常に移植の待機時間が短い」かの具体的な説明である。これについては様々な報告があるが、最近の情報からいくつかを紹介しておく。

2019年6月にロンドンで開催された「中国・民衆法廷」の報告書によれば、中国における臓器移植件数は公式のドナー数をはるかに上回っており、超過分は中国国内で非合法化されている「良心の囚人」たちからの「強制臓器収奪（臓器狩り）」によることが発表されている。敢えて言ってしまえば、囚人たちが事実上臓器の予備軍として、本人の意思とはかかわりなく臓器移植のドナーとされているのだ。

この民衆法廷の判事団議長は、旧ユーゴスラビア国際戦犯法廷でミロシェヴィッチの検察チームを率いたジェフリー・ナイス卿、法廷顧問にはイラン・イスラム共和国による政治犯虐殺の調査報告官を務めたハミット・ザビ氏が務めた。２０１９年９月にザビ氏は国連人権理事会でもこの内容を報告、イギリス、オーストラリア、カナダでもこの報告は国会などで議論され、日本でも山田宏参議院議員が２０１９年11月７日に外交防衛委員会でこの問題を提起している。

そして、日本の裁判所でも、事実上中国における臓器移植を問題とする判決が出ている。２０１８年12月、静岡地方裁判所は、中国で腎移植を受けた男性が、帰国後に国内の病院で継続診療を拒否されたことを、医師法違反に当たると同病院を訴えたことに対し、原告の訴えを退ける判決を下した。原告の男性は２０１５年１月、中国に渡航し腎臓の移植手術を受けているが、２月に帰国後、東京の病院に入院、そこで作成された紹介状を持って浜松医科大学病院を受診したが、同病院は「中国で臓器売買が絡む腎移植をした者に対しては診療・診察を行わない」という病院内の決定により診療ができないことを男性に告げた。

病院側は、正規の医療体制でこの移植が行われたとは判断しにくいこと、腎移植は国内ならば費用は100万円だが、この男性は中国での移植手術をコーディネートするNPO法人に1790万円を支払っていることなどから、これは高額の対価による臓器売買の危険性があるとみなし、判決もほぼ病院側の言い分を認めたのだ。

フジテレビが、以上のような記事や判決を一切知らなかったとすれば、それはメディアとしての怠慢である。少なくとも数か月にわたる取材、医師や患者への撮影、編集、番組作りの過程で、中国における臓器移植の問題点をチェックする時間は充分あったはずだ。

そして、先に引用したカズレーザー氏の、なぜ中国では簡単に移植臓器が見つかるのかという的確な質問に対し、伊藤氏の返答はどう読んでも答えになっていない。「(中国の)人口が多い」ことは移植ドナーの数と必ずしも正比例するものではないし「移植に対する国の考え方そのものとか国民のいろいろな考え方が違う」というのはほとんど意味不明の説明である。そして、カズレーザー氏の疑問には全く答えることなく、いきなり「僕はこの日本の補助人工技術、これは藤田医科大学はすごいと思う」と話題をずらしてゆく。

番組の中で伊藤氏は「日本の臓器移植の待機者はいま1万4000人以上」「そのうちの2

パーセントぐらいの方が平均3年1か月近く」待たされていると発言している。フジテレビにこの報道の問題点についての対話を求めているSMGネットワーク（中国における臓器移植を考える会）によれば、フジテレビは放送された番組について事実関係において誤りや捏造はなく、解釈の問題と答えているが、中国では極めて迅速に移植が可能であるという報道がなされることが、どのような誤解をもたらしかねないのかを、伊藤氏もフジテレビも、そして移植の現場にいるはずの藤田医科大学病院も配慮しなかったのだろうか。

なお、これは番組後に出た記事だが、2019年7月4日のAFP記事「中国、臓器提供の規則改正を検討、死刑囚からの摘出やめドナー不足に」がある。この記事によれば中国政府自身が「死刑囚からの臓器摘出を5年前に中止」したこと、現在「違法な臓器売買に歯止めをかけるため」し「臓器摘出を目的とした児童の人身売買を根絶する」ため「未成年者を生体ドナーにすることを違法」としたという。語るに落ちる、とはこのことである。5年前までは堂々と死刑囚（罪なき政治犯を含む）の臓器が摘出され、また人身売買による児童の臓器売買が今現在も行われていると中国政府は認めたに等しい。

背後にある人権問題や臓器売買を看過し、一人の患者をめぐる美談として中国での移植について描くのは、ジャーナリズムではなく、現実を定型的な物語に沿って口当たりよく描いていく「エンターテイメント番組」である。日本のメディアの大きな問題点の一つは、ニュースやジャーナリズムと「エンターテイメント」「ストーリー」とが混同され、そこに「専門家」と称する人たちが物語づくりの一環として加担させられていることである。そして、その背後には、かってはテレビ局の報道を支えていた、地道な調査・取材を行っていた報道会社が経営的に行き詰まり、充分な基礎知識なく番組が作られている現状がある。その結果、実証的な専門家よりも、視聴者に当たり障りのない一般論を語る「有識者」や、逆に煽情的な発言を繰り返すが責任を取ることはない「扇動家」が番組の顔となることによって、ますます、メディアは単純な「ショー」と化してゆくのだ。

何が起きているかではなく、誰が語っているかで報道基準が決まってしまう

もう一つの日本のメディアの問題点として、その内容が事実かどうかよりも、「誰が語っているか」が一つの判断基準となってしまうことがある。これも、放送当時ネットなどで話題になった番組なのだが、２０２０年７月６日のテレビ朝日「大下容子ワイド！ スクランブル」にて、小松靖アナウンサーが、激しい弾圧が続くウイグル問題について語った発言がある。

「我々メディアも非常に扱いにくい問題なんですよね、ウイグル問題って。中国当局のチェックも入りますし、我々報道機関でウイグル自治区のニュースを扱うのはこれまで、ややタブーとされてきた部分があって。去年、共産党の内部告発の文書が出て、ニューヨーク・タイムズが報じて、西側のメディアが報じて、我々が報じやすい素地ができた。」

この発言は「中国当局のチェック」という言葉が注目され、テレビ朝日が中国の事実上の統制下にあるかのようにネットでは語られた。しかし、ここで小松アナが言いたかったことは、ウイグル問題について報じると激しい抗議や圧力が中国政府からかかるので、ある種の自主規制が生まれていた、ということだろう。実際、そのような声は他のジャーナリストからも聞いたことがある。

私にとってさらに重要と思われるのは、2018年11月、文春オンラインに掲載されたジャーナリストの安田峰俊氏の記事「日本で『ウイグル問題を報じづらい』3つの深刻な理由」である。

「日本でのウイグル人の民族運動の多くは、2008年の発足当初から『反中国』を理由に右翼・保守勢力と共闘する形を取っている。こうした団体に関係している在日ウイグル人活動家には、日本人支援者への忖度もあるのか、ウイグル情勢について過剰に話を演出したり、日本国内の特定の政治思想におもねるような言説を繰り返す例も少なくない。」

「過激な右翼色や新宗教色が強い勢力がバックに控え、ウイグル人活動家自身も支持者の政治的主張をコピーした言動を繰り返したり、新宗教団体の広告塔に使われたりしているとなると、報道が極端なイデオロギーや新宗教思想の宣伝につながることを懸念する一般メディアや記者が取材を手控えるのも納得できる話ではある。」（安田氏）

私はこのウイグル運動批判に対し、事実関係において安田氏と議論をするつもりはない。だが、ここには、現実の人権弾圧を無視する時にしばしば使われる党派性の論理が典型的に表れているように思う。

先述した中国の臓器売買について、過去も、そして現在においても、マスコミの報道が極めて少なく、その認知度が低いことは事実である（それが「とくダネ！」の報道内容にもつながっているのだろう）。その理由の一つに、犠牲者、証言者の多くが法輪功修練者とみなされ、彼らに対する先入観や疑念から、報道がためらわれたことがあるはずだ。また、個人的にウイグル人やチベット人からも、法輪功が彼ら民族の独立運動に対しあまり関心がないことを批判する声を聞いたこともある。

だが、この発想は、法輪功をカルト・反社会的存在とみなし、弾圧を正当化している中国政府と何も変わらない姿勢ではないか。少なくとも、現実に暴力的活動や非合法活動をしているわけでもない人々に対し、如何なる思想信条に根差していようと、彼ら加えられている弾圧や国家犯罪に抗議し、被害者の証言に耳を傾けることは当然のことだろう。法輪功への弾圧に抗議することと、彼らの思想に同意することとは全く別のことなのだ。

小松アナウンサーが言っているのは、アメリカのマスメディアが報道し、中国内部からの告発が起きることによって、初めてウイグル問題を報道できるようになった、正直情けない日本のメディアの現状である。本来、アジア、特に中国や朝鮮半島など隣国の問題は、日本が欧米に先駆けて報道すべきはずなのに、独力での取材ルートも開発せず、日本に生活するウイグル人や彼らを支援する人々との交流も充分ではなかったことは、メディアの怠慢と言われても仕方があるまい。そしてここに、安田氏の語るような政治的問題が絡んでゆく。人権弾圧の被害者当事者であれ、彼等やその支援者の政治的姿勢によって、メディアの取材対象となるか否かが選別されてしまうのだ。

北朝鮮をめぐる人権問題では、１９７０年代の時点で、在日朝鮮人と結婚し、帰国運動で北朝鮮に渡っていった日本人女性、いわゆる日本人妻が、北朝鮮で飢餓と抑圧に苦しんでいる現状は、本人たちの手紙や、支援団体の活動を通じて一定程度日本に伝わっていた。しかし、その事実や支援運動が大手マスコミで報じられることは、当時極めて少なく、むしろ日本人妻救援運動は反共運動である、あるいは特定の新興宗教団体の影響下にあるとして否定的に紹介される傾向すらあった。しかし、北朝鮮体制の問題点、そこで生活する日本人妻の苦境、そして北朝鮮の従属化にある朝鮮総連の犯罪性に対する支援団体の報告や分析は、ほぼ正しいものだったことが、今や明らかになっている。ウイグル運動の中に、仮に安田氏の指摘するような問題点があったとしても、そのことを理由に報道関係者が、中国政府の弾圧を看過し、彼らの証言を「報じづらく」なってしまえば、それこそジャーナリズムは弾圧の共犯者となってしまうだろう。

今必要なのは、「誰が語っているか」ではなく「そこで語られている内容が事実か否か」という当たり前の原点であり、同時に、自らの政治姿勢によって証言の内容は左右されてはならないという中立性である。人は常に偏見や党派性を持つものであり、そこから常に自由であろうという意識を持ち続けることなくして、この原点も中立性も守り抜けるものではない。

本稿は、雑誌『正論』２０２０年９月号に掲載された「中国「臓器移植」が美談?・」を加筆修正したものです。

「検査装置に漢字のロゴが……」
藤田医科大学病院&愛知県と中国の熱すぎる蜜月

大高未貴

またもや日中合作美談？

中国〝マスク外交〟については世界中から大ブーイングの嵐だが、実際に医療外交のえげつなさはマスクだけにとどまらない。

例えばコロナ禍第一波も終焉の兆しをみせていた２０２０年６月、『心臓移植へ日中バトンつながる　藤田医科大病院で闘病実習生、チャーター機で帰国』と題された〝美談〟報道（中日新聞6月13日付）。「技能実習生として来日中に重い心臓病を患い、藤田医科大病院（愛知県豊明市）で闘病してきた中国人女性（24）が12日、心臓移植手術を受けるため、中部国際空港（同県常滑市）から中国当局が手配したチャーター機に乗り、帰国した。女性は心臓外科の先進医療で知られる中国・武漢の病院に入院し、移植の日を待つ」（同）といったニュースが、他にも東京新聞、ＮＨＫなどで報じられた。そのなかでも、なんといってもインパクトが大きかったのは、フジテレビの「とくダネ！」のコーナーでこの〝美談〟を取材した特番だった。

日中が協力して重い心臓病を患う若い女性の生命を救ったという物語は、確かに美しい。とはいえ、放送後、ネットにはこんな批判があふれた。例えばウイグル弾圧の悲劇を漫画で訴えてきた清水ともみ氏はツイッターで「『日本で進まぬ臓器移植』、一方中国では1～2か月で出来るのにって？ なんだこのアオリ。ひとりの人間の命を、人生をいただく行為が、そんなに簡単に出来るはずない。そして世界で言われている背景を報道が知らないはずがない。おかしいし、怖いよ」とコメントしている。

中国政府のウイグル弾圧、中国臓器移植ビジネスの実態を知る視聴者からすれば、何故フジテレビは、おぞましい臓器売買の実態を伏せて美談にしたて上げたのかという疑問が沸いてきたのだろう。「日本では待機時間は3年、中国では心臓移植が1～2か月」と報じている。ならば何故、他国と比較して早急に臓器移植手術を受けることができるのか？ 一体その臓器はどこから供給されているのか？――ということについては一切触れておらず、全体的な印象としては〝日本より中国の臓器移植の方がドナーも見つかりやすいし制度も進んでいる〟といった中国臓器移植を推進する内容だったので、臓器ビジネスの実態を知る視聴者から怒りの声が上がったのだ。

中国には臓器移植のため、罪もない人間が強制収容施設にストックされており、今や臓器移植は中国で1兆円産業と指摘されている。この本を読んでいる読者なら先刻承知の事実だが、普段地上波のテレビしかみていない視聴者にとってはにわかに信じがたい話しかもしれない。故に冒頭で紹介したフジテレビの特集が美談として白昼堂々と放映されたわけだ。

この問題について詳しいジャーナリストの野村旗守氏はこういう。『元中国国家主席江沢民の号令で開始された法輪功に対する迫害は、間違いなく今世紀最大の人権弾圧の1つです。（略）世界に冠たる拷問文化の国柄だけに、共産党政府による迫害の種類と手段は、じつに多岐多様にわたる。軍や警察、諜報機関などを駆使し、信仰を放棄しない者に対しては、長時間に及ぶ殴打、電気ショック、集団による性暴力、薬物強要、過酷な強制労働、睡眠剥奪、言葉による侮辱や脅迫等々、およそ考え得るすべての方法を総動員して転向を迫る。

なかでも突出して凶悪かつ仮借《かしゃく》ない迫害が、昏睡状態にした信者の生体から心臓、肝臓、腎臓、角膜などの主要臓器・器官を盗み取る「臓器狩り」の蛮行である。（月刊『Ｈａｎａｄａ』２０１７年３月号）

かく言う私も、当初はこの件に関して半信半疑だった。しかし実際に臓器移植関連の取材を進めるうち、野村氏の報告が真実であることを確信するに至った。例えば、ウイグル自治区出身のウイグル人医師、エンバー・トフティ氏。彼には2度ほど会っているが、来日の際にこんな話をしてくれた。

「私は中国の臓器狩りに加担していました。今でも自責の念にとらわれています。1995年、ある日当局から死刑囚の臓器を取り出す任務をかせられました。現場に行くと死刑囚とはいえ、実際には囚人は生きていたのに、素早く肝臓と腎臓を取り出すよう命じられ、私は震える手でメスを入れました」

——何故生きていたとわかるのですか？

「通常の銃殺刑は左胸を狙って銃弾が撃ち込まれますが、この時は右胸を狙って弾が撃たれていました。つまり、心臓をのこすことによって、新鮮な臓器摘出することを最初から目論んでいたわけです」

さらに国際的なネットワークとしては、およそ10年にわたって中国臓器売買問題を調査してきたデービッド・マタス（カナダの著名な国際人権弁護士）、デービッド・キルガー（カナダの元政治家＝閣僚経験者で弁護士）氏が立ち上げ、イーサン・ガットマン（ロンドン在住のアメリカ人ジャーナリストも加わったＥＴＡＣ（中国での臓器移植濫用停止国際ネットワーク）がある。３氏の最新報告（「中国臓器狩り／殺処分（Bloody Harvest / Slaughter）」）には「中国の臓器移植手術は2000年を境に劇的に増え、年間６万～10万件の手術が実施されているはず」と指摘されている。何故劇的に増えたのかといえば前年99年に江沢民の号令のもと、一斉に法輪功信者への弾圧、拘束が始まったからだ。

遼寧省の病院で夫が医師、自からも同病院で勤務していた女性が、海外に亡命後、ワシントンでこんな告発をしている。

蘇家屯病院の地下には法輪功学習者を閉じ込めておく秘密の地下室があった。法輪功の食料を調達して届ける係の責任者から聞いた話では、「大体5000人から6000人は拘束されていたそうです。そのころ中国各地で、たくさんの公安局や病院が法輪功学習者を逮捕・拘束していました。（略）角膜を取られた人たちは手術後他の手術室に運ばれていきました。心臓、肝臓、腎臓などを摘出するためです。夫はある手術で他の医師と一緒になったときに、彼らが法輪功の学習者だということを知ったそうです。それから、彼らが生きたまま臓器を摘出されるということや、角膜だけでなく他の臓器も取られるということも、同じ時に知りました。（略）うちの病院で手術された学習者は、腎臓や肝臓などの臓器が摘出され、皮膚が剥がされると、後はもう骨と肉ぐらいしか残りません。そういった遺体は病院のボイラー室に放り込まれました。

そして彼女は、元夫が2年ほどのあいだに2000人ほどのドナーから角膜の摘出手術を実施し、そのたびに月給の何十倍もの現金が支給されていたことを付け加えたという（SMGネットワークウェブサイトより）。

現在こういった人間ストック＝臓器バンクには法輪以外にもウイグル人が含まれる。

東トルキスタン（新疆ウイグル自治区）では100万人から300万人ものウイグル人が再教育という名の強制収容所に入れられ、イスラム教の棄教を迫られ、中国共産党への忠誠を誓わすための洗脳が行われている。そのシステムに少しでも逆らうと拷問の国々末、帰らぬ人となる。ウイグル族の臓器は「ハラール臓器」といわれ、特にイスラム教徒に人気があるという。イスラム教徒のウイグル人は不浄な豚肉を食べない。従って臓器も不浄ではないという理由から、中東諸国の富裕層たちに中国での（ウイグル人の）臓器移植が盛んだという。私はかねがねモスクを破壊し、イスラム教の聖典であるコーランを焚書する中国政府に対し、何故中東諸国をはじめとするイスラムの国が中国政府批判をしないのか不思議でならなかったのだが、この理由を聞いて哀しいかな腑に落ちてしまった。

鳴り物入りで始まった愛知医療ツーリズム

藤田医科大病院（愛知県豊明市）で闘病していた中国人女性がチャーター便により武漢に旅立って心臓移植を受けるという美談報道に話を戻す。

フジＴＶ〝日本と中国の国境を越えてつないだ命のバトン〟の特番は、中国人女性を救うため、星長理事長や医師たちが中国領事館に働きかけ、中国南方航空も動いたという。

ナレーション　母国中国で心臓移植を受ける。中国ならすぐにドナーも見つかるはず。総領事館に掛け合い、武漢市にある心臓外科の先進医療で有名な病院の受け入れも決定し、あとは帰国の日を待つだけとなった。

番組の中で中心的役割を果たすのが医療ジャーナリストの伊藤隼也氏で、彼は2019年から星長理事長のアドバイザーを務めていて、今回は患者の中国人女性を3か月以上見守っていたのだという。

小倉（司会）　日本国内においては、日本人でも臓器移植はまだハードルが高いのですが、それが日本にいる外国人が臓器移植ということになると、現状としては、隼也さん、どうなんですか。

伊藤　ほとんど不可能に近いと思います。実際、過去に数例だけあるのですが、日本の健康保険を持っている患者さんはできるんですが、実際問題、日本の臓器移植の待機者はいま1万4000人以上いるんですね。実際、そのうちの2パーセントぐらいの方が平均3年1か月近くお待ちになっているということで、心臓移植だけではなくて、今回補助循環装置を使いましたよね。（略）

小倉　彼女を武漢に送り届けたということは、中国武漢のほうが移植手術がやりやすいということなんですか。

伊藤　やはり武漢は非常に移植の待機時間が短いんですね。それで、日本と違って数か月待てば、残念ながら日本と違うという点はあるんですが、移植ができるという現実があります。中国で彼女を診ている胡健行医師ですけれども、こんな言葉なんですね。中国での心臓移植待機期間は平均1か月から2か月。コロナの影響はあるかもしれませんけれども、血液型などから見ると早く見つかるのでは、ということで。(略)本当に日本でもまだまだいろいろな取り組みが必要だと思っているのですが、実際問題、中国と比べると日本はそこに関しては残念ですが、いわゆる十分ではない環境ですね、本当に。

カズレーザー　いや、もともと心臓病に罹患する方の割合というのはあまり変わらないと思うんですけど、そこまでドナーの数に差がある根本的な理由はなんなんでしょうかね?」

伊藤　やはり日本と制度が違うとか人口がすごく多いとか、さまざまな理由があるのですが、やはり移植に対する国の考え方そのものとか国民のいろいろな考え方が違うので、これは一概に比較はできないので、僕はこの日本の補助人工技術、これは藤田医科大学はすごいと思うんですよね。(略)

要するに臓器移植に関し、日本では平均3年1か月の待機だが、中国では平均1か月から2か月だと中国での移植を間接的にPRしているわけだ。そしてカズレーサーの核心をつく質問には問題の本質をはぐらかしているように見受けられる。何故なら伊藤氏は株式会社・医療情報研究所の代表なのだから、中国臓器移植の問題点を知らないはずはないであろう。さらに、伊藤氏は星長・藤田医科大学病院理事長のアドバイザーも務めている。

この美談の背景には、大村知事の号令下、鳴り物入りで始まった『インバウンドによる受診で収益を上げる』という医療ツーリズムが愛知県で積極的に推進されてきたこととも無縁ではない。

大村知事は「医療ツーリズムのニーズが世界的に高まる一方、我が国の受け入れに向けた取り組みはまだまだ十分とはいえない状況です。そうした中、愛知県では医療ツーリズムを推進し、優れた医療技術の提供と医療の国際化をはかるため、今月23日〝あいち医療ツーリズム研究会〟を立ち上げることとしました」（2016年5月10日）とツイートしている。

医療の国際化とはいえ、実際には愛知県健康福祉部保険医療局医務課・主査の山川高英氏の報告によると『県内17の病院（予定を含む）が外国人患者の受け入れを実施、全体244名中230人が中国人と圧倒的な数を占めている。価格設定は「診療報酬単価と同じまたはそれ以下」、及び「診療報酬単価の2倍以上」が多いとあり、中国の富裕層がターゲットであることは一目瞭然だ。又、平成26年より補助金事業開始として政府が医療機関における外国人患者受け入れ環境整備事業を開始し、全国19病院が選ばれており、愛知県はこの時点で藤田保健衛生大学病院（現在は『藤田医科大学病院』に改名）のみがエントリーされている。

藤田医科大学病院に通う患者さんに話を聞いてみた。


先生も看護師さんも親切で、地元では大変評判のいい病院です。ただ、ちょっと気になることが。去年、ＰＥＴ－ＣＴ検査を受けた時、装置に『漢字のロゴ』が書かれていたのです。珍しいな、と思いどこの製品ですか？　と技師さんに聞いてみました。すると技師さんが、「United Imaging 社製です」というのです。病院のサイトで見たものには、Siemens と書かれていたのですが、その場でそれ以上技師さんにも聞けず、帰宅してネットで調べたらやはり中国の会社でした。

私は中国製の装置で放射線を当てられて本当に大丈夫だったのかいまでも不安なのです。それに個人情報の秘匿がどの程度守られるのかということも気になりました。なにしろ Tik Tok や Zoom のような中華系アプリでさえ問題視されているのに、検査の情報は大丈夫？　と思わずにはいられなかったからです。

もちろん、病院を信用していますが、もし中国製で検査されると知っていたら……

ちょっと考えたかもしれない。

ことほどさように、メイドインチャイナのイメージは悪い。過去には携帯電話や圧力鍋が爆発したというニュースはもあったし、患者さんの不安はわからなくもない。

更に驚いたことに会社のサイトを調べると「United Imaging は、中国ハイエンド医療機器マーケットのファーウェイ（Huawei）となることを一つの目標として掲げており、これからの中国の製造業を背負って立つ存在となることを期待されています」とある。また、同社はアメリカを中心に海外にも装置を多数導入している実績があるようだ。

知人の医療関係者らにユナイテッドイメージング社について聞くと、

アメリカは今でこそファーウェイをはじめとする中国の国策会社の正体を見抜いていますが、オバマ政権時代には中国とズブズブで随分この会社の医療機器が導入されたようです。Siemens などの老舗の同等の機器は、機種にもよりますが3～5億円が相場だと思います。ユナイテッドイメージング社の機器の日本への納入価格はわかりませんが、他国の老舗メーカーより数段安価だと思います。

――何故安価なのでしょうか？

「ＧＥやシーメンス、フィリップスでの勤務経験がある（もしくは潜り込んでいた）人が多数働いている会社と聞いています。開発費が節約されて安いのでしょう」

――それって産業スパイじゃないですか！

「中国はそういう国ですから」


また、「この会社の医療機器は、中国国内では、中南海の人間が入る人民解放軍系の３０１病院や臓器移植で訴訟沙汰にもなった解放軍３０９病院にも導入されているようだ」という情報も寄せられた。

藤田医院のサイトには『藤田医科大学病院はファーウェイ（中国語表記：華為技術、英語表記：Huawei）様よりマスク10万枚を寄贈いただきました。（２０２０年3月19日）』とある。ファーウェイといえばアメリカやカナダのみならず世界中が警戒感を強めている会社だが、ずいぶんと中国とのつながりが深いようだ。

そして「厚生労働省からは、外国人患者さんの受け入れ拠点病院に認定され、医療通訳の育成、検査内容説明等の各種患者説明文書の多言語対応などにも取り組んでいる」「中国の早期がん患者さんへのセカンドオピニオン対応を高品質なテレビ会議システムで国境をまたいで実現」とテレワーク事業も紹介されている。カルテ、患者情報が大陸とつながっているということであろうが、そういった個人情報が中国に握られて問題はないのだろうか？　例えば親中派の某議員の妻は中国で臓器移植を受けたなどと噂されている。

冒頭で紹介した野村旗守氏は「中国には4色の罠がある。赤はハニートラップ、黄色がマネー、青がサイバー、緑がメディカル」と指摘している。

医療ツーリズムに関してこんなニュースも報じられている。「日本の医療機関が中国人に人気、悪質業者も」「ある日本診療手配サービス会社が明かした数字によると、日本での診療の相談は毎年平均1万件を超え、それぞれの治療費は大部分が６００万円以上になる」という。医療目的で訪日する中国人の数は、20年にはのべ31万人を超す見込みで、医療市場の潜在的規模は５５０７億円に及ぶと予想している。

業界関係者の話では、言葉の壁や地域格差を利用して、日本の医療機関について中国国内で虚偽の宣伝をしたり、法外な値段を要求したりする業者がいるという。例えば、本来4万元（約64万円）しかかからないフルコースの精密身体検査で、13万元（約２１０万円）も徴収した事例があった。また、日本の医療機関では銀行カードを利用できるのにも関わらず、多くの仲介業者が自らの利ザヤ稼ぎのため、患者には仲介業者を通さなければ支払いができないと告げている という。（東方新報／2019年5月18日付け）

大村知事ご自慢のピンポン外交

2019年9月26日、中国駐名古屋総領事館が開催した中華人民共和国成立70周年祝賀会に出席した大村知事は祝辞で「特に今年5月の中国訪問の成果を言及し、雄安新区に訪れグリーン・スマートシティの魅力を理解した。新しく広東省と友好提携を結び、各分野での協力に強固たる基礎を固めた。清華大学と交流覚書を調印し、教育、科学技術イノベーション、人材育成などの面で協力関係を強めた。大村知事は当面日中関係のさらなる発展のチャンスを摑み、中国との友好交流と実務協力を深めていきたいと述べた」（中国名古屋総領事館サイト）。

大村知事の自慢は、愛知と中国との〝ピンポン友好外交〟で、1999年、当時国会議員だった大村知事は日中友好議員連盟のメンバーとして初訪中、以後、20回に及ぶ訪中をしている。愛知県は2004年委上海産業情報センター、2008年には愛知県江蘇省サポートデスクも設立している。「愛知県は日中経済や日中関係の発展においても主導する立場であると」

（人民中国２０２０年2月号）と自負しているそうだ。

隣国との友好は大事ではあるが、真の友好とは目先の経済的な利益などではなく、人としての高い倫理観や道義観といったものがベースとなって構築されてゆくものだと思う。コロナ禍を世界中にばらまいても謝罪一つせず、むしろ〝中国がコロナを封じ込めた〟といわんばかりのハッタリ外交を展開する中国との関係を果たして愛知県民はもろ手を挙げて賛成しているのであろうか？　大切なトヨタの技術が中国に流出するのではないかという不安も囁かれている。ちなみに藤田医科大学病院も数年前から経営にトヨタ方式が導入されているようだ。

6月30日、香港での反体制活動を禁じる「香港国家安全維持法」が施工され、香港が死んだ日として世界中から評された。すでに香港では９０００人近い反体制派が拘束されＤＮＡ検査などを強制的に受けさせられているという。彼らが臓器摘出のための待機要員とされないことを願うばかりだ。

ＷｉＬＬ２０００年9月号掲載の文章に加筆・訂正

藤田医科大学病院と愛知県は、中国臓器ビジネスの実態を知っているのか

佐渡道世

中国の医療格差

２０２０年秋。米国では大統領選挙が白熱するなか、トランプ大統領が新型コロナウイルスに感染したとの報道が世界をどよめかせた。大統領は首都ワシントン郊外のウォルター・リード米軍医療センターに数日入院した。

10月4日、トランプ大統領の入院治療中、中国外務省の華春瑩報道局長は、「米国のすべての患者も大統領と同じ『最高の処置とケア』を受けられることを切に願う」とツイートした。このコメントには、米国の医療格差に対する皮肉が込められている。

しかし、華報道局長の言葉は、中国の医療格差への批判として跳ね返ってきた。「中国の庶民も習近平氏と同じ治療が受けられるはずがあるか！」「中共高官のための病院をなくしてほしい！」などの中国ネットユーザーからのコメントが、華局長のアカウントに相次いだ。これ

は、中国国内医療システムに強い不満を抱く中国人の声のごく一部にすぎない。中国は社会格差の激しい国として知られているが、これは医療においても同じだ。中国では、日本のように社会保障としての医療があるのではなく、投じた金額に応じた医療が受けられる。患者は薬を価格で選んだり、院内でも有名な医師を希望したければ、指名料を上乗せしたりしている。

世界の五大医学誌の1つ、ランセット（Lancet）にも掲載される「ヘルスケア・アクセス・アンド・クオリティー・インデックス（HAQ Index）」は、世界195か国と地域の医療水準ランキングを示している。適切な医療を受ければ予防や治療が可能と考えられる死因32種を目安にして医療水準を評価している。

HAQ Index 最新の2016年版によれば、「北京の医療水準は、カリフォルニアや大ロンドン地域に匹敵するが、中国最貧省である貴州省とチベット自治区では、世界ランキングの半分より下位に位置する」という。

中国国民は都市戸籍保有者と農村戸籍保有者に分けられる。前者は多くの医療保障を受けられるが、後者はそれがない。農村戸籍保有者は中国人口の6割以上いる。加えて、中国には共産党員に対する医療面の優遇制度があり、党幹部専用病院や党員割引もある。

中国共産党の掲げるスローガン「公平・平等」を基に医療制度が全国民に等しく行き渡って

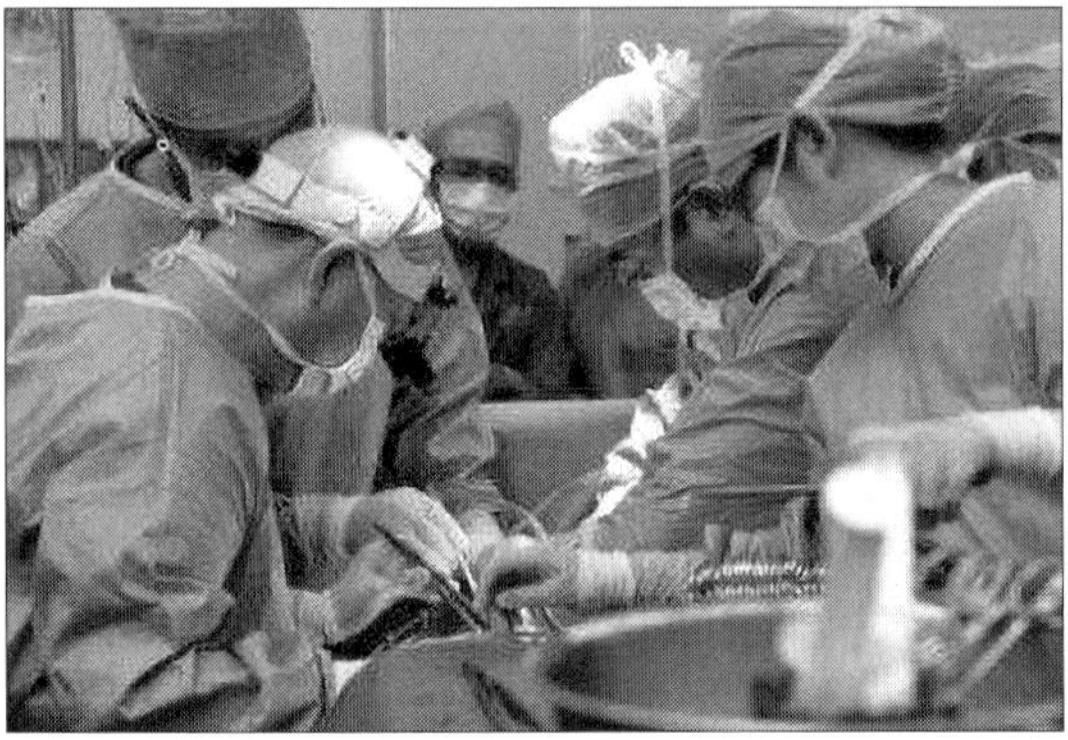

中国の医療現場（イメージ）

いるとは決して言えないことがわかる。

中国の医療保険制度は日本の国民健康保険ほど政府負担割合は高くない。北京、上海、広州、深圳《しんせん》など大型都市ほど保険支給額は比較的高いものの、保険金が下りるのは数年先であったりして、結局、医療費の負担は家計を圧迫する。２０１８年冬、中国ではインフルエンザが大流行した。当時、高額な医療と腐敗を批判する創作文書がネットで話題になった。主人公は北京の中年男性で、中国国営企業を退職した高齢の義父への入院医療費負担について綴っている。救急車、集中治療室（ＩＣＵ）、人工肺（ＥＣＭＯ）、肺移植、さらには重症患者の航空機搬送……。治療の最中、義父は家族を叱責したという。「余計な治療などせずいっそ死んだ方が家族の負担は少なかったのに」というのが怒りの理由だ。

中国は医師不足も深刻である。世界保健機関（ＷＨＯ）のデータによると、ＯＥＣＤ21か国標準では１５００から２０００人ごとに１人の全科診療医がいるが、中国では６６６６人ごとに1人いる程度だ。さらには、公務員である医師の給与は公務員制度に則っており、大都市の医師でさえ10万元（約150万円）程度で平均的なホワイトカラーの給与と大差ないか、それよりも低い。このため、製薬会社との癒着や必要性が疑問視される手術をしたがるなど、医師の腐敗が起きている。

中国では医療不信により、医師や看護師が患者やその家族に暴力をふるわれたり、斬りつけられたりする事件がしばしば起きる。「傷医」と呼ばれる問題だ。日本でも2018年12月、兵庫県明石市の県立がんセンターで発生している。中国人の女性患者が、男性医師を刃物で刺すという事件が起きた。「中国ではめずらしくない」と、ある中国のネットユーザーはこの事件についてコメントしている。

質の高い日本の医療に注目

日本医療を求める、ある中国の富裕層は「知呼」（Yahoo!知恵袋のような質問回答版プラットフォーム）で、「日本で『皇室なみ』の医療を受けられる機関を探している」と書き込んだ。「中国のように共産党幹部専門の病棟、共産党員のための優遇制度のようなシステムはないぞ」

と、日本医療を知るユーザからの回答がついた。

このように、中国人は多分に金額を上乗せしても安心して受けられる医療を渇望している。渡航先として特に人気が高いのが、日本だ。

日本政府は2011年、外国人に対して医療滞在ビザ制度を開始した。外務省によれば、受け入れ分野は「治療」のみならず、日本の医療機関が行う人間ドック、健康診断、歯科治療、温泉湯治に至るまで幅広い。

医療滞在ビザの発給には、登録された旅行会社や医療コーディネーター等が身元保証機関として患者の身元保証を行う。また、入院など90日以上の滞在の場合は、医療機関などが在留資格認定証明書を取得することで、外国人患者は最大1年の滞在が可能となる。

日本政府が2013年と2015年に閣議決定した、経済成長戦略「日本再興戦略」のひとつに、日本の医療技術・サービスの国際展開がある。アウトバウンドとインバウンドを促進して、外国人患者への広報と集患に取り組むのが狙いだという。

2016年から2017年にかけて、中国人観光客があらゆる日本製品を買い漁る「爆買い」が話題となった。

日本外務省が発表した2019年の査証統計では、医療滞在ビザはあわせて1653件発給された。このうち、中国からが１２０１件で最も多い。２０１８年は全体で１６５０件、中国は１３９０件に上る。２０１７年は１３８３件、うち中国が１１９８件だった。

２０２０年末の現在でも、中国における日本の人気は非常に高く、地方当局が国内観光客向けに「日本街」を作るほどだ。こうした中国側の日本への関心の高さから、コロナ禍以降も、中国からの医療ツーリズムも需要を見込めるだろう。

日本政府は、日本医療を海外宣伝して渡航受診を促進する認証制度や、渡航関係企業の支援を行なっている。たとえば、経済産業省所管のＪＩＨ（日本国際病院認定）や、厚生労働省所管のＪＭＩＰ（外国人患者受入れ医療機関認証制度）などがある。

経済産業省は中国富裕層をターゲットに実証実験や取り組みを行ったのを手始めに、外国人患者向けの情報サイト「Medical Excellence Japan（MEJ）」の立ち上げや医療滞在ビザの新設、日中遠隔医療ネットワークの構築などを行っている。

医療ツーリズムに「再興」をかける愛知県

愛知県は、こうした医療ツーリズムを県の政策として積極的に取り入れる自治体の一つだ。

大村秀章・愛知県知事が旗振り役となり、医療ツーリズムにより新需要の掘り起こしを行なってきた。県内の４つの大学病院、中部国際空港を生かして、既存の医療資源の受け入れ余力を有効活用するという。大村県政により、２０１６年度から「あいち医療ツーリズム推進協議会」が設置され、愛知県の国際医療ツーリズムの本格推進が始まった。

２０１８年11月、愛知県は中国の医療展示会である第10回中国国際医療旅游（北京）展覧会に出展した。藤田医科大学病院（旧称・藤田保健衛生大学病院。以下、藤田病院）のほか、医療法人偕行会、医療法人松柏会等も参加している。各々の中国人患者の受け入れ環境などについて、ＰＲや商談を行なったという。

愛知県の資料によると、２０１７年、藤田病院だけで１５９人もの医療ツーリズムによる外国人患者を受け入れてきた。２０１８年12月10日付の愛知県上海産業情報センターによると、人間ドックのみで愛知県は中国人に対して月間30～50人、治療は月間10人程度、医療行為を行なっている。

基本的に、中国を含む海外からの訪日医療の受診者は、日本の税金や保険料で運営されている国民健康保険に入ることなく、医療費の全額を支払うことになる。他にも通訳や書類作成等の諸費用も加わる。

医療ツーリズムは、率直にいえば医療ビジネスである。「あいち医療ツーリズム推進協議会」でのコーディネーター役を務める中央大学大学院戦略経営研究科教授・真野俊樹氏は、著書「医療で『稼ぐ』ことは悪いことなのか」（薬事日報社・2018）などの書籍のなかで、シンガポールやタイなどの事例を紹介し、「世界と比較しても高いクオリティを持つ日本の医療を国内に留めず世界に発信できる」としている。

筆者の知り合いに、「爆買い」ブームの2017年ごろに、医療ツーリズムのコーディネーターをしていた中国人男性がいる。中国富裕層を中心とした旅行団に日本の医療機関の人間ドッグの受診を手伝うのが彼の仕事だった。その結果、数か月で都内の新築ビルのワンフロアを購入するほどの財を成した。

コロナ危機を前後して、物議をかもした「日中命のバトン」をつなぎ、中国人実習生・孫玲玲さんに治療を施した藤田病院は、愛知県の政策に加わり、医療ツーリズムに力を入れてきた。JIHやJMIPにも認定されており、中国からの患者を中心に外国人患者を受け入れている。藤田病院は2017年、インバウンド向け専用施設「国際医療センター」を新設した。中国の医師免許を持つ医師、専属通訳、中国人看護師を採用している。中国語のテレビ放送ができる特別室も用意している。

医療滞在ビザに係る身元保証機関に認定されている、ある日中医療ビジネス企業によると、藤田病院には、人間ドックだけでも3コースを用意している。内視鏡検査、ガンのPET検査の有無など、各検査内容や待遇に合わせて料金を設定しており、『ダイヤモンドコース』は81万4000円、『プラチナコース』は52万8000円、『ゴールデンコース』は38万5000円だという。これらには、健康診断費、翻訳料、食事代、院内特別室での宿泊費、診断書の郵送費が含まれる。しかし、渡航のための航空券、病院までの移動費用は含まれない。

ほかにも同病院は上海市、ハノイ市の施設との遠隔相談システムを早くも2018年に確立させた。

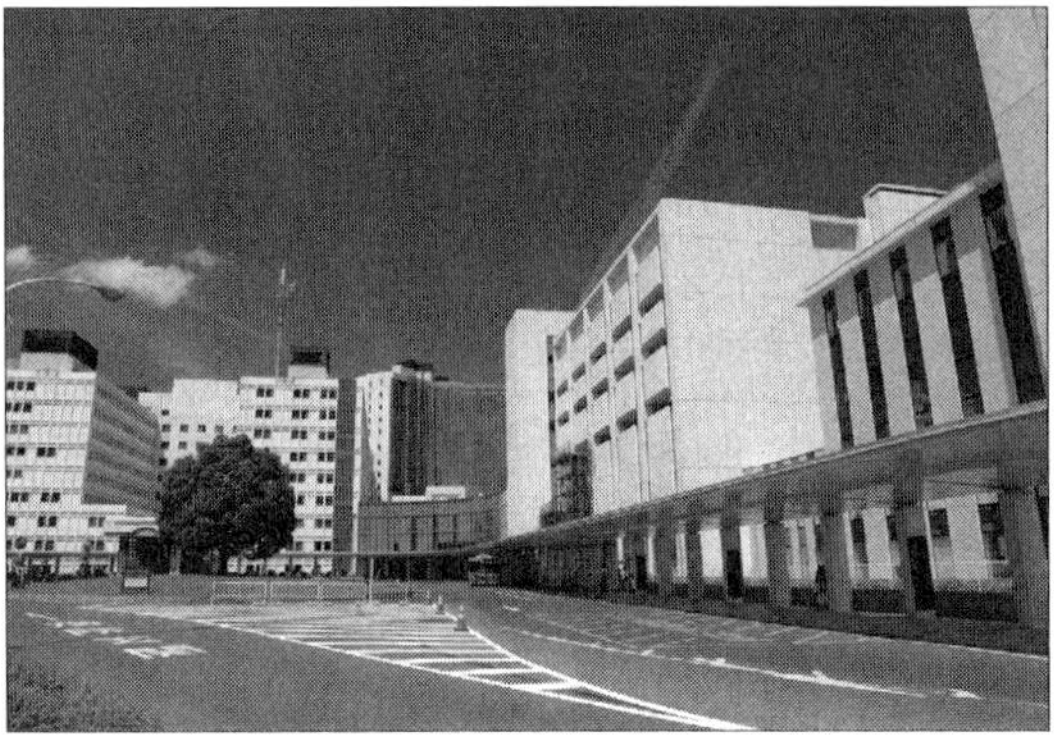

藤田医科大学病院外観（Wikipediaより）

藤田病院がこうした医療インバウンドに力をいれていることを示す内容は、日本政府関連文書にも記されている。国家戦略特区ワーキンググループ2016年11月17日の公聴会の記録によれば、中国本土の患者の検査のために、藤田病院の医師が中国に渡航して医療サービスを行なっている。下記引用したい。

藤田保健衛生大学病院では、中国・重慶の肺がんの患者で、アレルギー反応がひどく、中国では病理検査すらできないケースがあり、日本での検査・治療を奨めたところ、本人が訪日を希望されなかったため、同大学病院では現地に医師を派遣し、病理検査を行いました。結局このケースでは日本での治療に至りませんでしたが、中国では近年がん患者が急増しており、同大学病院はできるだけ早期に日本で治療を受けられる体制が必要と考えておられます。

藤田病院は２０１８年12月、１００パーセント子会社の株式会社フジタメディカルサポートを設立している。同社は受診のコーディネート、医療ビザ取得支援、通訳・翻訳、渡航サポート、医療従事者の国外派遣などを行なっている。

巨細胞性心筋炎というめずらしい病気を患った孫玲玲さんに、藤田病院は緊急手術を施し、補助人工心臓で彼女の命を救った。しかし、早期に心臓移植を必要とするとの病状から、担当医であった藤田病院の心臓外科医・高味良行教授は名古屋の中国総領事館に手紙をしたためて、緊急対応を申し出た。

中国人民日報の報道によれば、申し出を受けた在名古屋総領事館が、コロナ危機のなかで特別便を飛ばすなどの全面的な調整を行なった。中国南方航空は愛知県の中部国際空港から武漢への直行チャーター便を、日本の国土交通省航空局と中国民間航空総局に申請した。また、このチャーター便（小型ジェット旅客機ボーイング737）の料金は、孫氏を日本へ派遣した山東省の国際人材派遣会社「威海三洋国際経済合作有限公司（以下、三洋国際）」が建て替えたという。

武漢から名古屋まで片道2200キロメートルだ。南方航空にはチャーター便の料金は示されていないが、参考として、新型コロナウイルス感染症が発生した中国湖北省武漢市から滞在邦人らを退避させるため、日本政府が2020年冬に派遣した全日空チャーター機（大型の旅客機）の借り上げ費用は1便あたり1612万円だった。チャーター機サービスを手配する民間企業の資料でも、日本からの国際線で同じ2000キロメートルあまりを飛行する場合、1000万円以上はかかる。

「新型コロナウイルスが流行して、会社も先行きの見通しが大変難しい状況にあるなか、チャーター便の費用を支払うなんて、なんて責任と善意のある企業だろう」という中国のソーシャルサイト、微博（ウェイボー）には書き込みがある。しかし、孫さんの派遣元である三洋国際は2003年8月設立され、資本金は1100万元（約1億6500万円）だ。規模の大きな企業とは言えない。さらに、このボーイング737は孫さんを武漢へ移送するために、機内が一部改造された。座席、医療機器に必要な接続電源、救急専用の担架ベッド、点滴用ブラケット、UPS、モニター、酸素吸入器、除細動器などの医療設備の位置の確保……など。

新型コロナウイルスの発生地である武漢では、4月に渡航規制が解除されていた。中部国際空港は緊急対応として税関・出入国管理・空港保安などの規制を一時的に解除した。孫さんと藤田病院の医療チームは6月12日、武漢に到着した。藤田病院の湯澤由紀夫院長らは、孫さんの心臓移植費用として、病院スタッフからの寄付金数十万円を渡したという。

湖北省の地方紙・楚天都市報が2020年7月3日付によると、藤田病院の医師チームは、愛知県の中国人実習生・孫玲玲さんに施した中国武漢の華中科技大学同済医学院附属協和医院（以下、武漢協和病院）での心臓移植を、ライブ映像を通じて見ていたという。

「臓器狩り関与」が囁かれる担当医

孫玲玲さんの手術を執刀した武漢協和病院の心臓外科医・董念国教授は、中国の臓器移植問題を調査している米拠点のＮＰＯ組織・追査国際（ＷＯＩＰＦＧ）から、「臓器狩りに関与していると疑われる者」の1人としてリストアップされている。

追査国際のウェブサイトが掲載する湖北日報の記事によると、２００８年から２０１７年の9年間で、武漢協和病院では約４００件の心臓移植手術を行っており、そのうち３００件あまりは董教授が担当した。

中国は２０１３年にはじめてドナー登録制度が成立した。しかし、大紀元の取材に応じた台湾国際移植関係協会副理事・黄士維氏によると、この制度は「あってないようなもの」であり、各省ごとのドナー登録者や手術件数を合致させた統計は明かされておらず、システムはとても不透明だという。

日本をふくむ世界の通常の臓器移植までの流れでは、臓器提供カードを所持するドナー登録者が亡くなった後、はじめて移植手術の準備が始まる。しかし中国では、病院で死の間際にいる危篤患者の家族に、病院側がドナー登録を持ち掛ける。「謝礼」をちらつかせて、臓器提供を促しているという。ドイツのヨハネス・グーテンベルグ大学医学センターの李会革教授が大紀元の取材に明かした。

中国では臓器分配制度も確立していなかった。それ以前の臓器提供は、死刑囚だと中国衛生部は主張している。しかし、非公表だが中国の年間死刑執行数は1万件（国際人権団体アムネスティ推計）で、死刑囚だけでは心臓「ドナー」は賄うことができない。

「命のリレー」その後

日本メディアが賛辞を送った日中「命のリレー」から約一か月半後の8月13日、藤田病院と武漢協和病院の医療チームはテレビ会議を行なった。名古屋の中国総領事館・劉暁軍総領事が主宰した。領事館によれば、湯澤由紀夫病院長、高味良行心血管外科教授、董念国心臓血管外科主任、国際交流責任者など双方の医療専門家チームが参加した。

劉暁軍総領事は今回の「命のリレー」について「中日友好のエピソードとして両国間で強い反響を呼んだ。双方にはポストコロナ時代においてチャンスを摑み、交流を強め、共同発展を促して、両国国民の福祉増進に繫げよう」と語った。

藤田病院の湯澤病院長は、今回の成功を元に、さらなる中国側との交流協力を深めたいとした。また、武漢協和病院の董主任は今回の「命のリレー」は「国際医学協力史上の奇跡」と述べ、今後もより多くの命を守るため交流を強めたい」と述べた。

名古屋の中国総領事からは他にも、医療を通じた日中の「友好」関係強化プログラムを紹介している。健康中国観察ネットによれば、12月5日、岐阜県で「日本人高齢者が中国で日本と同様の介護サービスを受けられる5か年計画」発表会が開かれた。中国には、数十万人規模の日本人高齢者を受け入れる介護サービスを行うポテンシャルがあり、介護保険を含む日中越境サービスを始動させるという。

この計画は、2019年12月25日に中国成都市で開催された第8回日中韓サミットにおける「日中積極健康高齢化協力共同宣言」を具現化させた一例だという。発表会には、野田聖子自民党幹事長代行が基調講演した。

健康中国観察ネットによれば、野田氏は計画を積極的に推進するため、厚生労働省など関係部署と連携して作業部会を設置し、中国当局関係機関とも協働する考えを示した。また、中国で介護サービスを受けるための認定基準や保険金の計算などを含め、試験運行を進めたいと述べたという。

この越境介護サービスを一手に請け負う株式会社シルバータイムズは10月に岐阜県で創立された。日本で政治家を目指す北京出身の帝井少輔氏が代表を務める。これに先立ち、帝井氏は中国国内で公的支援を受けて介護サービス企業・中科合拓健康養老有限公司を8月に設立した。シルバータイムズは同社が2億円を出資する100パーセント子会社である。

中国医療に詳しい知人の話では、日本人を中国医療の場に呼び込こもうとする中国および日本当局の動きは、日本人を中国で臓器移植させることを公的に承認するための「地ならし」ではないか、と推測する。

愛知県では、早くも中国訪日客を迎え入れようとする動きがある。2020年11月28日、中部国際空港内におけるPCR検査センターの開設式が行われた。PCR検査を実施するのは同空港内の藤田病院の診療所だ。大村秀章愛知県知事や星長清隆藤田学園理事長のほか、中国の劉暁軍名古屋総領事も出席した。中国領事館は「日中両国はすでに新型コロナウイルス感染症の予防・抑制措置を前提に、人員往来の『ファストトラック』を始動させるとの共通認識がある」と説明している。

筆者は、医療ツーリズム、そして臓器移植の技術の進歩それ自体を批判する考えはない。日本の先進医療を受ける海外富裕層を受け入れることは、地域医療を圧迫しない範囲で可能であると考える。新型コロナウイルスの影響により、日本の医療機関は防疫対応と人員負担が加わった。渡航医療ビジネスを活用して病院経営状況が向上すれば、大きな負担を背負う医療従事者たちの労働環境向上に繋がることにもなるだろう。最新機器導入や病棟環境の整備の拡充も期待できる。

しかし藤田病院は、これまで国際社会が10年以上にわたり批判してきた中国の非人道的な医療問題、そして臓器移植の闇へ加担することによって医療機関としての倫理性を疑われれかねないというリスクを認識していないのだろうか。2週間程度で、玲玲さんに合致する移植用心臓が4つも「偶然に現れる」のは、医学倫理上ほとんど不可能である。

国際的な批判を尻目に、中国共産党は臓器移植ビジネスの野心を隠さない。中国臓器移植会の権威とされる元衛生部部長で中国臓器移植発展基金会の黄潔夫氏は2020年11月20日、北京で開かれた臓器移植科学フォーラムに出席。中国は今後、移植病院を現在の173から300に増やし、医療コーディネーターの人員を拡充させ、2023年までに米国を移植手術件数で抜き、「世界一の移植大国になる」(注1)と豪語した。

(注1) 強制臓器摘出に反対する医師団 (Doctors Against Forced Organ Harvesting, DAFOH) の代表広報は、この黄氏の目標に疑問を呈した。「中国では数百万人のドナーしか登録されていない。どうやって5万件の移植分の臓器を提供できるというのか。英国には2000万人の臓器提供者が登録されているが、年間1500件しか移植されていない」

第2部

世界が怒りの声を上げ始めた

中国「臓器狩り」犯罪包囲網

個人的に違法臓器売買が行われているとは思っていますが、その規模と臓器源については今も確信がありません。死刑囚や良心の囚人だけではなく、行方不明の人々、暴力団に殺害された犠牲者、精神障害の患者など、あるいは健康な人が事故に遭いその親戚が臓器の代価を支払われた場合や脱走兵などもおそらく含まれるだろうと思います。数に関しては全く分かりません。

2018-2019@ロンドン
「中国〝臓器狩り〟民衆法廷」に集まった証言者の声

鶴田ゆかり

元ニューヨーク・タイムズ記者ディディ・カーステン・タトロー氏（証言者番号41）が2019年2月23日付で「中国・民衆法廷」に提出した陳述書の一部である。

第1部で全員の執筆者が指弾したように、「10日間で心臓4つ」も用意できたという異常に短い待ち時間は、中国での臓器移植の特徴だ。これは直ちに、必要に応じて殺害できる生体ドナーバンクの存在を示唆する。それもただの憶測ではない。これまで、信頼のおける様々な報

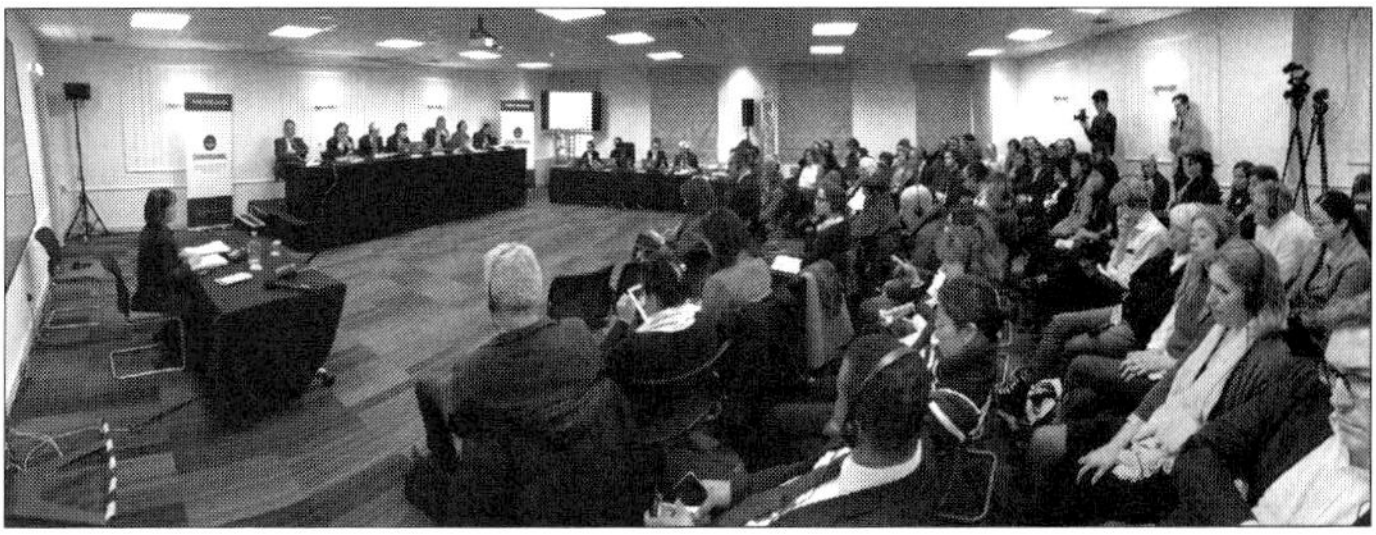

「法廷」風景（写真提供：China Tribunal）

告書がその事実を提示してきた。

２０１８年から２０１９年にかけてロンドンを拠点に行われた「中国での良心の囚人からの強制臓器収奪を調査する民衆法廷」（中国・民衆法廷）では、この名の通り「中国での良心の囚人」に焦点をあてた。この民衆法廷への提出物や証言から、中国移植医療におけるドナーの状況を把握していきたい。

無実のフツーの人々

日本語では耳慣れない「良心の囚人」という言葉は、英国の人権擁護団体アムネスティー・インターナショナルによる造語Prisoners of Conscious の訳語である。独裁政権下での異見者が投獄される場合に用いられる言葉だが、「中国・民衆法廷」では「迫害の対象となるグループに属するだけで収監・拘束される者すべて」と幅広く定義づけている。つまり、特に信条・信念を主張するわけではなく、ごく普通に生活している人々も含まれるわけだ。

それでは、中国で「迫害の対象となるグループ」とは一体どのような人々なのか？　人権法律基金（ＨＡＬＦ（中国政策担当理事の夏益陽氏）証言者番号40）は、中国で「国家の敵」と区分される特定グループについて次のように解説している。

1、特定グループを「敵」と定める決断は、常に中共の最高レベルで行われる。

2、「グループ」メンバーを特定し、取り囲み、任意に拘留し、肉体的・精神的な虐待を与えるために、特殊および一般の治安部隊が動員される。

3、いわゆる「敵」にグループとしてのアイデンティティーや信念を放棄させることが目的で、様々な強制手段を用いて対象グループのメンバーを「再教育」する。

4、中国共産党（中共）が率先して対象グループや個人を「転化」（イデオロギーの面からの

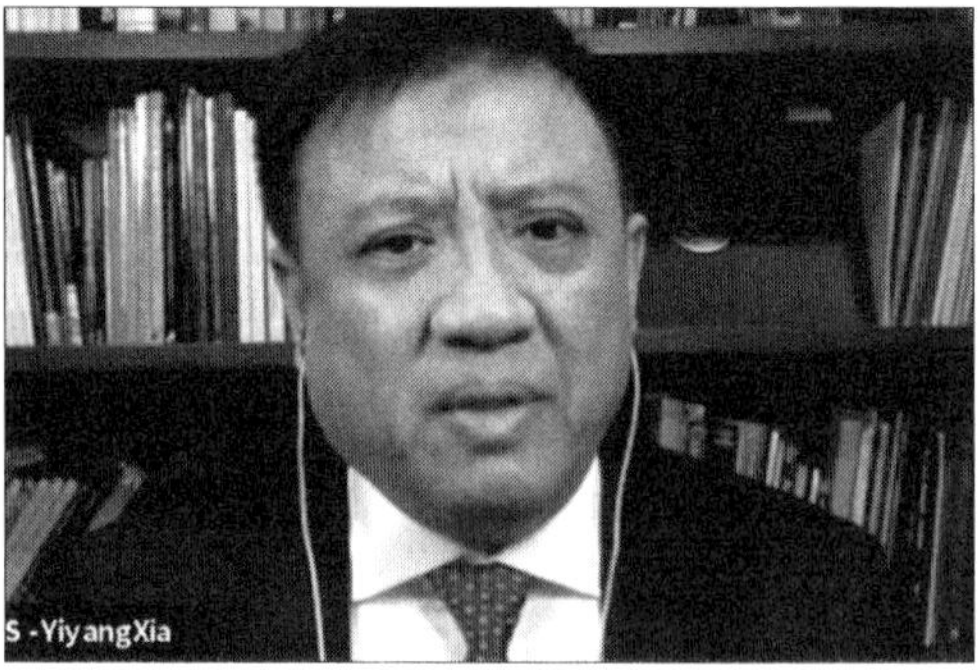

人権法律基金（HRLF）中国政策担当理事の夏益陽氏

転向）させようとする際、メンバー擁護の手続きや中共の強制手段に対する法的確認は完全に欠如している。

「国家の敵」（つまり、制度に守られない良心の囚人）に関しては、ドイツ・マインツ大学医療センターの薬理学教授の李会革氏（証言者番号37）が自らの体験を交えて証言している。彼は文化大革命時に「友」と「敵」を区別し、友人は暖かく扱い、敵は容赦なく過酷に扱うべきであると教育された。つまり、「国家の敵」であれば殺害して臓器を摘出しても構わないため、医師は良心の呵責に苛まれることなく臓器収奪を可能にしている点を指摘している。

中国での臓器収奪は合法

中国での臓器移植は1960年代に試行され始めた。1962年に中国共産党の中央軍事委員会が「死刑囚および重犯罪者すべてを、国家および社会主義の発展の需要に応じて取り扱うことができ、『革命の付随書』に準じて対処できる」と文書化している。（中国臓器収奪リサーチセンター〔COHRC〕を代表したデーヴィッド・リー&李会革：証言者番号36）

さらに、『中国での臓器入手と合法的処刑』（*China: Organ Procurement and Judicial Execution in China*）（1994年8月 Vol.6, No.9）と題するヒューマン・ライツ・ウォッチの報告書の第6章「1983年以降の死刑の拡張利用」に、1983年以降、中国の刑事司法制度では、有罪判決の下った特定の非暴力的な異見論者に対して、法廷が死刑宣告を認める機密の規定が導入されたとある。この機密の規定が「良心の囚人」の恣意的な死刑宣告の枠組みになっている可能性がある。機密の規定のためか、現在でも中国側は「良心の囚人」の存在は一切認めていない。法輪功問題はタブーであり、ウイグル人は「再教育」の対象として圏外に置かれる。

1984年10月9日には、最高人民法院、最高人民検察院、公安部、司法部、衛生部、民生部の政府6機関による「死刑囚の死体・臓器の利用に関する暫定的な規定」が公布された。ヒューマン・ライツ・ウォッチの報告書は、この時期の臓器摘出について生々しく記載している。

◎医師は処刑前の身体検査に立ち合う。
◎血液検査が行われ、囚人がドナーとして適切であるかを判定する。
◎ドナーとレシピエントを適合させ、手術の日程を定められるように、処刑日が病院に通知される。
◎医師は処刑場におり、射撃の直後に臓器摘出し、移植手術を行うために病院に直行する。
医師、医療関係者の秘密厳守も次のように細かく定められている。
◎どうしても必要な場合は保健所の手術専用車で処刑所に乗り入れても良いが、保健所の記章を車につけてはならない。
◎医師は白衣を着用しない。臓器摘出手術が行われている間は処刑場に護衛を配備する。
……等。

時には処刑をわざと未遂にして、処刑者を生存させ生きたままの組織が保存されるようにすることが、公式の法律教本に書かれている。また、上海の元警官は「眼球を保存したい場合は心臓が射撃され、心臓を保存したい場合は頭部が射撃される」処刑を目撃している（1990年にアジア・ウォッチで証言）。
なお、1997年より薬殺注射による死刑が導入されており、医師が処刑場から急いで臓器を病院に運ぶというのは過去の話であり、現在では手術室という密室で臓器摘出によりドナーが死亡していると思われる。（参考までに、この説明と見事に符号する医師の証言3つが、集広舎のオンライン連載コラム「臓器狩り——中国・民衆法廷」第13回で記事内のリンクとしてアップロードされている⇒https://shukousha.com/column/tsuruta/9017/）。

2007年4月の国務院による「人体臓器移植条例」内でもこの暫定規定は撤廃されていないので現在も有効だと前述のCOHRCの報告書は指摘する。欧米からの批判を受けて元衛生部次官の黄潔夫スポークスパーソンが、2015年1月より死刑囚からの臓器収奪は一切停止したと発表はしたものの、これに対する法的および実質的な裏付けはない。

中国から逃れた人々

「中国・民衆法廷」は、2018年12月と2019年4月に合計5日にわたる公聴会をロンドンで開いた。事実証言者29名と専門家の証人23名が供述した。事実証言者は、家族の身に起こったことを証言した3名と実際に臓器を摘出した医師の証言者2名以外は、中国での収監・拷問を経て、釈放され出国した人々だ。忘れたい過去を掘り起こし、聴衆とカメラの前で時に

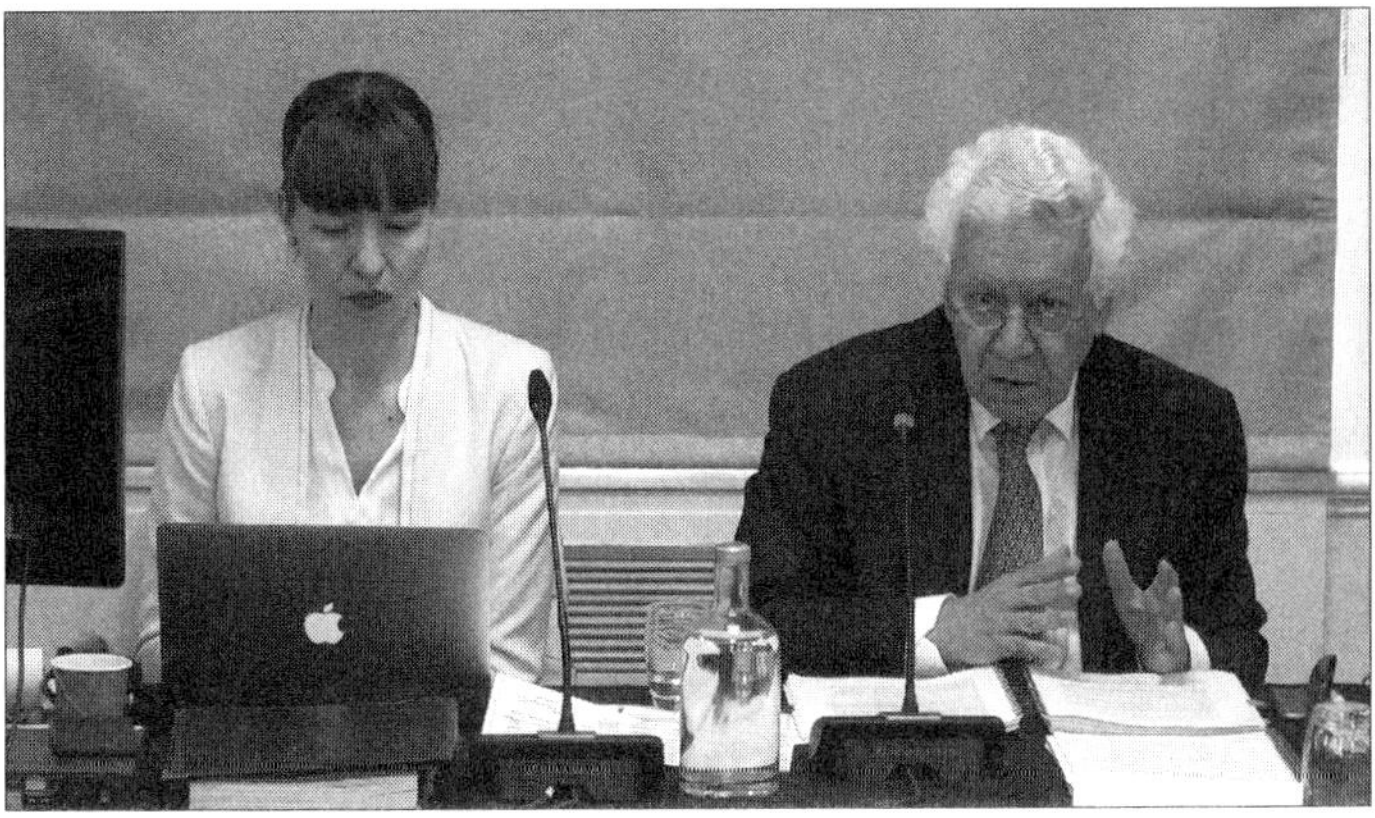

「法廷」顧問（写真提供：China Tribunal）

は冷淡とも受け取れる判事団の質問に答えた。

臓器狩りの対象となっている良心の囚人として、法輪功学習者、ウイグル人以外に、チベット人と中国家庭教会の信徒も挙がっている。チベット人に関しては調査ジャーナリストのイーサン・ガットマン氏の著書 *“The Slaughter”*（２０１４年）に、中国から出国した生存者の10人のうち９人は血液検査されたという調査が収録されている。また、中国家庭教会については『致死的な拷問』（*“Tortured to Death”* Human Rights Without Frontiers & Bitter Winter 2018）に、①遺体に首から腹部にかけての傷があった。②遺体の腹部が変形していて周辺に縫跡があった。③昏睡状態の身体の耳の上に３センチの傷があった、と臓器収奪を示唆する３つの事例が挙げられている。

しかし、民衆法廷に出廷した中国から逃れた事実証言者は、スイス国籍で不当に終身刑を言い渡された証言者を除き、ウイグル人と法輪功学習者に絞られた。チベットと中国家庭教会にも出廷を呼びかけたが証言者は現れなかったという。法廷に提出された証拠に基づき、民衆法廷ではこの2つのグループを臓器狩りの犠牲者と位置付けている。

ウイグルからの証言者

中国北西部の新疆ウイグル自治区は、カザフスタン、キルギス、タジキスタン、パキスタンと国境を接する。中国共産党は1949年よりこの地区を統治してきた。当初からイスラム教徒を少数民族にするため漢民族の移住政策がとられ、ラマダン期間の断食の禁止、長い髭（男性）とベールの着用（女性）禁止、宗教活動も登録された場所以外では禁じられた。2014年5月、当局により暴力テロ活動を厳しく撲滅するための「厳打」運動（Strike Hard Campaign）が発動される。

2016年8月にはチベット弾圧を主導した陳全国が、新疆ウイグル自治区党委員会書記に着任し、飛躍的に弾圧が強化される。ヒューマン・ライツ・ウォッチの報告書『イデオロギー・

ウイルスの撲滅――新疆イスラム教徒への中国政府による抑圧運動』（"*Eradicating Ideological Viruses*" - China's Campaign of Repression Against Xinjiang's Muslims）（２０１８年）によると、「新疆のトゥルク系イスラム教徒のアイデンティティーは、公共の安全を確保する国家責任の一部として正当化されえない（つまり、独自の文化があり、中国共産党のイデオロギーと同一でない）ため彼らを処罰し管理すること」が、この「厳打」運動の大義名分であると記述している。

ウイグルでは、「愛国を再教育」するための再教育施設が導入され、習近平を讃える歌を歌わされ、中国語を強要された。これらの収容所は、様々な拷問、殺害が行われる労働改造制度の一部である。（「中国・民衆法廷」２４５段落）

ここでは、ウイグルの収容所から出てきた一人のカザフスタン人女性の供述を取り上げて、理不尽な逮捕、悲惨な環境、身体検査など、他の「良心の囚人」にも通じる状況、そして臓器収奪を示唆する証言を挙げる。

◉グルバハール・ジェリロヴァ（女性　証言者番号25）

１９６４年、カザフスタン、アルマティ生まれ。衣類業界で、中国製品をカザフスタンに輸入する仕事に20年間従事。２０１７年5月から２０１８年9月にかけて3か所の刑務所に合計

15か月間収監。２０１７年5月に行方不明となった時点で、カザフスタンの家族がカザフスタンと中国当局に書簡を幾度も出し、最終的にカザフスタン政府が中国政府にはたらきかけ釈放された。

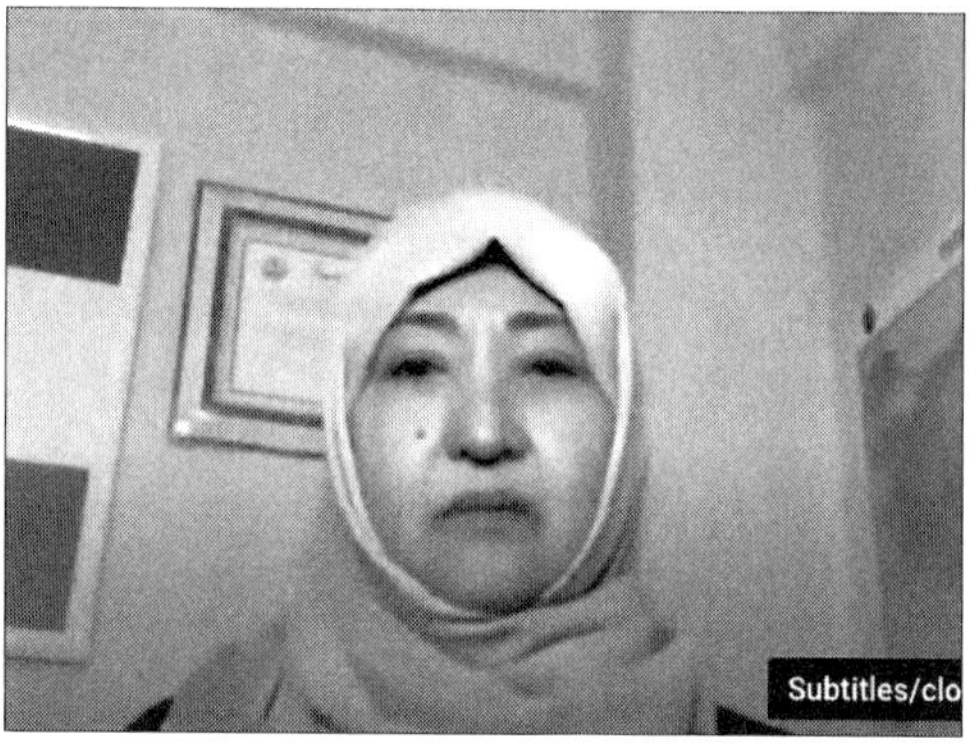

事実証言者　ジェリノロヴァさん

理不尽な逮捕

「２０１７年5月、取引先の娘から電話が入り、中国本土から製品が届いたが保管費がとても高いので、カザフスタンへの配送を手配するためにすぐにウルムチに行く必要があると言われました。５月21日の夜にバスでアルマティからウルムチに入り、ホテルに宿泊しました。翌朝、ホテルの部屋で3人の警官に逮捕されました。警察署に連行され、丸一日、尋問され、ウルムチの第3刑務所に夜の11時半ごろに連れて行かれました」と陳述書に記されている。

カザフスタンのパスポートは取り上げられ、写真入りの中国の公式ＩＤカードが渡された。「私は新疆のウイグル人」と書かれたもので、新しいＩＤ番号を暗記させられた。

「私が1万7000元（2000ポンド＝約27万円）を中国からトルコのナー（Nur）と言及される機関に送金したと、警官に責められました。そのような機関は聞いたことがなく、中国からトルコに送金したこともないと警官に言いましたが、警官は私が嘘をついていると主張し、何時間もの尋問の末、自白を責められました……『殺害されても構いません。好きなようにしてください。私は単なる業者です』と言いました……黄色の制服に着替えさせられ……ウルムチの第3刑務所に連れて行かれました」

他の収監者の逮捕理由については、次のように供述している。

「そこにいた人は皆、無実です。ウイグル人もしくはイスラム教徒だから拘束されたのです。例えば、47歳のウイグル人の女医は、電話の着信音にウイグルの歌が入っていることが見つかり、拘束されました。その曲は禁止されていると言われました。別の51歳の女性は、息子に小麦粉が切れたとメッセージを送りました。秘密のメッセージを送ったと責められ、これが拘束の理由でした」

囚人の90パーセントはウイグル人、10パーセントはキルギスやカザフのようなイスラム教徒の少数民族だった。ジェリロヴァさんが唯一の外国籍者だった。

悲惨な環境

「3つの収容所は過密で汚い状況でした。監房には14歳から80歳までの女性がいました。14メートル平方の監房に30名が収容されており、場所がないので、毎晩順番に横たわって寝ました……食べ物は人間が食べるものではなく、パンは石のように固く、水と片栗粉のスープでした。生存できる量ではありません……1週間に1度だけシャワーが許され……全員40分以内で……石鹸は一つ与えられ……2人ずつ一緒にシャワーを浴びました……不衛生のため身体が腫れました」。この陳述書に加えて、シラミに苛《さいな》まれ、強制的に髪を剃られたことも供述していた。

監視カメラの届かない場所はなく、互いに話すことも許されない。モニターから政治と中国語の指導を受ける時だけ、紙とペンを渡され、中国語で書き、会話することだけ許された。

身体検査と投薬

ジェリロヴァさんは、最初の第3刑務所に到着した時、裸にされて採血・採尿された後に監房に入れられた。刑務所への移動時に身体検査を受けたという証言は他にもあり、通常の手順のようだ。同刑務所では、毎週、誰かが黒頭巾を被せられ「どこか」に連れて行かれ、採血・超音波を受ける。少なくとも月に1回は3〜4台のバスが来て特別な病院に連れて行かれた。超音波スキャンは3回受けた。肺を検査するためにレントゲンも撮られた。質問は許されなかった。その後、転所させられた第2刑務所では刑務所内の病院に診療所があり、定期的に採血され超音波検査を受けた。

刑務所では週に1日、錠剤を飲まされた。ラウドスピーカーで呼び出され、列に並ばされ、毎回錠剤を3つ渡された。10日に1回、注射も受けた。混乱し、集中力を失い、気持ちが抑圧され、親や子供のことすら考えられなくなり、生理も止まった。

多くの女性が深刻な合併症にかかっていた。摂食不足から失神し、痙攣《けいれん》を起こし、精神衰弱に陥った人もいる。若い女性たちが、叫び、頭を壁に打ち、排便を壁になすりつけるなどして、命令を拒否するのを目撃した。これらの女性は連れ出され二度と戻って来なかった。

一度、第3刑務所でジェリロヴァさん自身が失神した際に、刑務所の病院に連れて行かれた。そこには多くの囚人がおり、ほぼ毎日身体検査を受けた。

オレンジ色のリストバンド

公聴会の後に確認を入れるための質疑応答の記録が「口頭供述のまとめ」の最後に記録されていた。

——最後に（聴講者の一人が翻訳を助けた際の）、「眠ることを」助ける薬とはどういう意味ですか？　また、リストバンドには何の意味があるのですか？

「刑務所内の病院にいたとき、オレンジのリストバンドをしている女性たちに会いました。眠らされるための順番を待っていました。死刑を宣告された者はオレンジのリストバンドを着け、刑務所病院で眠りにつかされる（つまり殺される）順番を待ちます」

——オレンジのリストバンドを着けている女性を何人見ましたか？

「2人です」

——リストバンドを着けた人はウイグル人でしたか？

「若いウイグル人女性でした。一人が私に、死刑宣告を受け、眠らされる順番を待っていると話しました」

——リストバンドを着けた者は、法廷手続きを経たのでしょうか？　どのような「犯罪」でしょうか？

「お互いに話すことが許されなかったので、わかりません。テロ活動に関与したと責められてきたのだと思います。適切な法的手続きを踏まないよくある言いがかりです」

「眠らされる順番を待つ」とは、適合するレシピエントが現れるのを待っているということなのだろうか？　２０１８年〜２０１９年の「中国・民衆法廷」の時点では、ウイグルを対象とする臓器移植の証拠は十分に出ていなかった。ハラール臓器（アラブ人に好まれる豚肉とアルコールを摂取しないイスラム教徒の臓器）に関する確固たる報道や証言は「中国・民衆法廷」が裁定のための証拠を集めている時期を過ぎてから出てきた。このため、２０２１年にジェフリー卿を議長とする「ウイグル民衆法廷」が予定されており、すでに多くの関心が寄せられている。

法輪功への迫害

次に臓器狩りの主な犠牲者とされる法輪功について、なぜ標的にされているのかを、「中国・民衆法廷」の裁定を紐解きながら探っていきたい。

法輪功（法輪大法）は１９９２年に李洪志氏により一般公開された。古くからの中国の精神修養法を現代に合わせて導入したもので、真・善・忍の理念を日常生活の指針とし、４つのゆったりとした気功動作と瞑想から構成される。中国古代からの道教・仏教・儒教に通じる精神修養は、文化大革命でポッカリと穴が空いてしまった人々の心の空洞を埋めるものとして、大陸の中国人の間で瞬く間に広がった。

ウィキペディア「法輪功」（２０２０年11月９日閲覧）によると、１９９８年12月、中国国家体育委員会の調査では、国内の実践者を７０００万人と推定。１９９８年には国営テレビで公に推奨された。学習者には共産党員も多かった。しかし、中国伝統文化に根ざした法輪功の爆発的な人気は、伝統文化とは異質な外来の共産党政権にとっては「脅威」に映ったようだ。

この「脅威」は、１９９９年７月20日の法輪功の禁止、迫害へと発展する。法輪功の支持と弾圧に関しては、当時の江沢民《こうたくみん》国家首席と朱鎔基《しゅようき》総理の間に摩擦があったようだが、結局、江沢民主席が押し切った。「法輪功に関する中華人民共和国の公的声明の証拠」（『中国・民衆法廷－裁定』段落２９１～３１０）にその後の展開が明示されている。

１９９９年６月７日、江沢民が「法輪功学習者を消滅させる」という決定的な命令を下す

「すべての中央部門、すべての省庁、すべての県区、すべての市町村は、610弁公室（法輪功撲滅のために特命・超法規的な権威が与えられた、中央委員会直属の特殊部門）と密接に協力しなければならない」

1999年7月、江沢民が中共中央委員会を通して、法輪功に対する「闘争」と「転化」を発動

1999年7月20日、中国共産党員が法輪功を行うことを禁じる通知

「法輪功を行う党員は、転向するという任務遂行が義務付けられる」

1999年8月24日、新華社（国営メディア）が中共中央委員会からの通知を発表

「法輪功学習者のほとんどを転向させる使命を達成すべきだ……彼らが「正しい意見」を持たないのならば……」

1999年9月初頭、羅幹（610弁公室の最高責任者）の言

「法輪功をやっているものは誰でも内密に逮捕され死亡するまでの終身刑とすべきである」

1999年9月初頭、江沢民の司令

「殴打による殺害は何でもない。殴打から不具になっても自傷とする。死んだら自殺とする」

1999年11月30日、江沢民の司令を李嵐清（国務院常務副総理）が発表

「彼らの評判を落とし、貧困に落とし入れ　肉体的に破壊せよ」

1999年、羅幹が「馬三家の体験」を促す

つまり、法輪功学習者に信念を棄却させ、悔い改める文面を書かせ、法輪功の資料や書籍をすべて諦めさせ、他の学習者と創設者を糾弾させるための洗脳プログラムである

2000年9月、江沢民がCBSのインタビューで発言

「十分考慮した結果、法輪功は邪教であると結論を下した」

2002年3月、610弁公室からの指令

「第一に、法輪功撲滅は、難儀な政治的任務である。流血、死を恐れてはならない。第二に、死亡を厳格に隠蔽し、情報を漏らしてはならない。国際的に悪影響を引き起こす可能性があるからだ。第三に、すべてのレベルの検察・司法の部門は、法輪功学習者の死や負傷に関する調査を行なってはならない。すべての者は大局に道を譲るべきである」

2009年、『新時期邪教防治研究学術論文精選』（浙江省版邪教協会—内部書類）**の一節**

「法輪功および同様の邪教は、ウイルスのように人類の生体を腐食させ、信者の魂を歪め、社会秩序を破壊し、経済成長を攪乱する。人類にとっての厄介者、社会の癌である…法輪功および他の邪教に対して、一丸となって真剣に闘争することは、中国共産党全体が、国

家全体が、社会全体が共有する義務である」

2015年10月、11月17〜18日の「拷問に反対する国連委員会」での課題一覧に対する中華人民共和国の事前回答（民衆法廷・段落24）

「法輪功学習者からの臓器収奪」と言われるものは、完全に法輪功が作り出したデマである。法輪功が作り出したこれらの極めて不条理な邪悪の話は、（法輪功学習者を）マインドコントロールし、多数の狂信者による自傷行為と自殺を引き起こしている。

その他多くの中華人民共和国による声明は、「中国・民衆法廷」が得た証拠に反するものであり、同法廷では「中華人民共和国とその幹部が、法輪功の修煉および法輪功の理念に対する信念を撲滅するというだけの目的で、迫害、収監、殺害、拷問、恥辱を与えることを積極的に扇動してきた」と結論を下している。

名前のない人々

法輪功の悲惨な迫害証言は、『中国・民衆法廷——裁定』の段落227〜240にまとめられているが、ここではなぜ法輪功学習者が臓器狩りの標的になるのかを示す証言を追う。

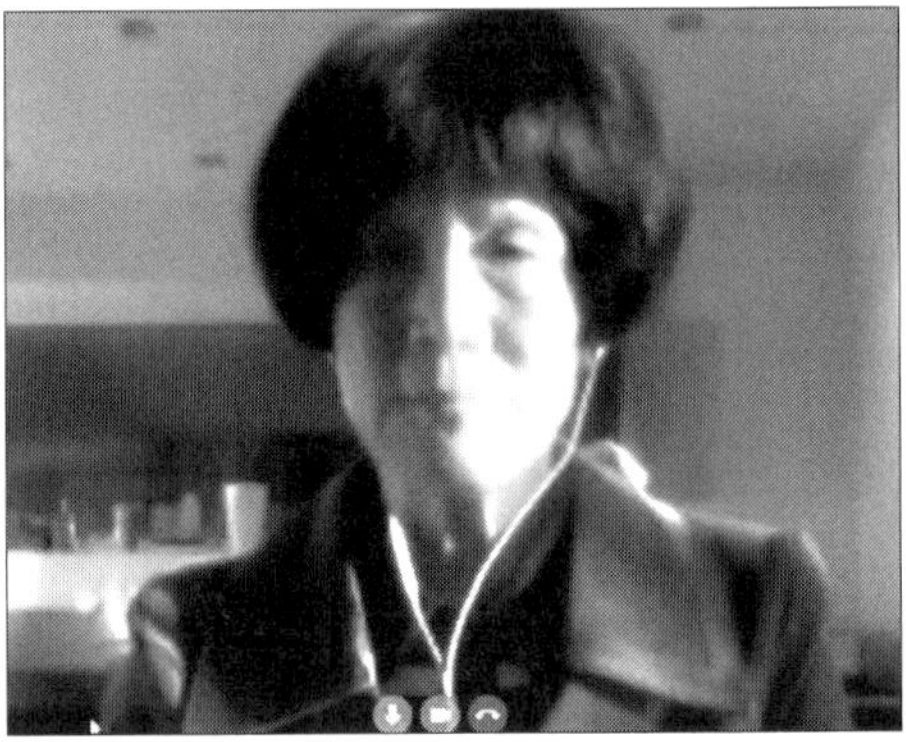
事実証言者　劉玉梅さん

◉劉玉梅（女性61歳　証言者番号14）

元公務員。現在は主婦。遼寧省出身。リューマチなどを患い薬漬けだったが、法輪功を始めて生活が一変した。迫害開始以来、北京に陳情し捕らえられたが、法輪功を棄却することはなかった。1999年7月20日から2002年12月9日の間に拘束された回数が9回。拘留所、看守所、労働教養院、女子自強（再教育）学校など10か所以上の施設に収容された。自宅は6回捜査され、生命の危機にさらされたことが4度もあった。人権活動家1名と法輪功学習者2名が試みた江沢民訴訟は失敗に終わったが、2002年に拘留された。出所した家族の姿（妹が拷問死、自分は骨折、老いた両親がいる）が事例としてビデオに収められ、国際法廷に送られるはずだったが、中国警官に押収されてしまう。100名以上が実名を出していた。当時遼寧省長だった薄熙来《はくきらい》の権力下で一人残らず抹殺するよう命令が下り、多くが拷問死する。劉さんは30種類以上の拷問を受けた。

劉さんの証言でハイライトされているものに、警官の脅し文句がある。

「名前と住所を言わなければ、おまえの臓器はすべて摘出され、おまえの家族はおまえの遺体を見つけることができなくなるぞ」

そう言われたそうだ。

地元で逮捕された場合は自分の身元は知られていたが、北京やその他の地では逮捕されたら、家族、友人、隣人、職場の同僚を守るために、実名と住所は明かさなかった。このひどい扱いは自分だけで受け、他の人がこの苦しみをなめなくて済むように、他のほとんどの学習者も同様にしていた。

劉さんの証言に対して、議長のジェフリー卿は、「中国の刑務所に名前のない人々のバンクができ、中国当局が望めば臓器収奪のために使うことができるということですね」とコメントしている。

1999年7月20日に法輪功迫害が始まり逮捕者数が増え、その増加率と中国での臓器移植件数の増加率が比例していることが、2006年に発表されたカナダのマタス人権弁護士とキルガー元国務省大臣の調査で指摘された。その背後には、劉さんのように他人に迷惑をかけないように身元を明かさずに陳情した法輪功の人々の存在がある。

健康で若々しい臓器

◉于溟（男性47歳　証言者番号22）

2001年1月より4回（過酷な拷問で知られる馬三家労働教養所を含む強制労働所に3回、刑務所に1回）拘留。通算で12年に及ぶ。当局の命じた拷問死させる割当の中に自分の名前が上がっていたという。あらゆる拷問を経て2017年10月に出獄。米国政府の助けで2019年1月に妻と娘の住む米国に到着。2019年4月に行われた民衆法廷の第2回公聴会で証言。自己体験の証言に加え、2018年10月より中国に潜入して国内の病院を隠しマイクや隠しカメラで調査。自分以外の者による証言映像も含む内容を提出した。

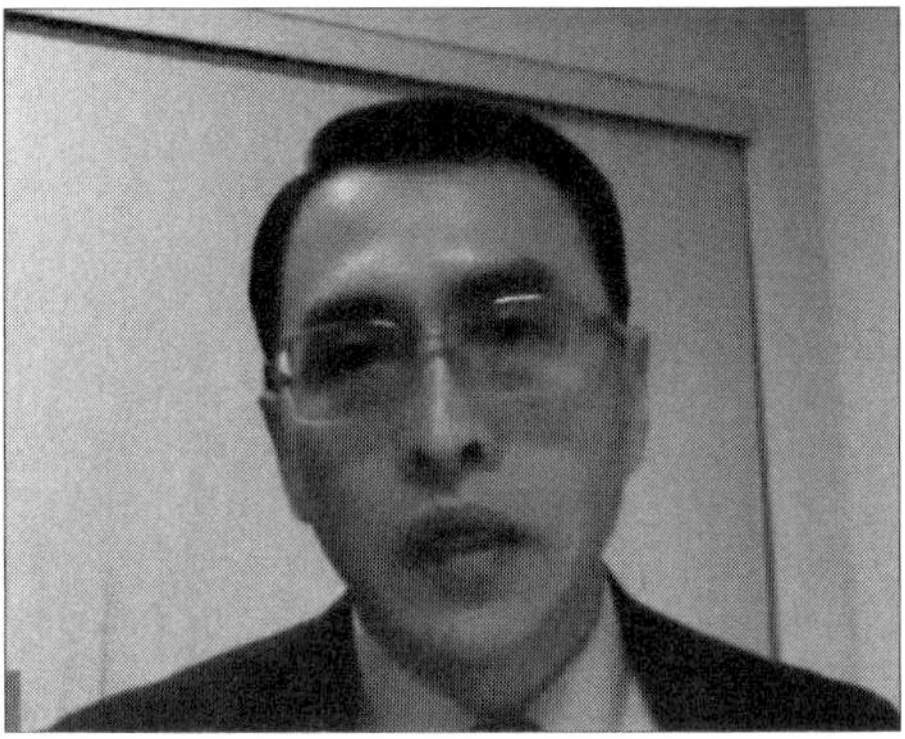

事実証言者　于溟さん

提出書類の中にExhibit Cと題する「患者との会話」の記録がある。日時の明示はないが、

２０１８年10月から２０１９年３月の間の最近の記録である。臓器移植を受けることに関心があることを装った調査者が、肝移植を受けた後の検診と処方箋のために病院に通う患者に話を聞いている。

肝移植を受けた64歳の弁護士は、登録料、手術費、医師と麻酔師への別途支払い、日程を早めるための袖の下などを詳細に語っている。金を払えばドナーの名前以外の詳細（年齢、身長など）を教えてもらえるという。

以下、肝移植経験者の患者が、「お勧め」臓器を懇切丁寧にアドバイスしている部分を抜粋する。

患者　肝臓のコンディションが良い場合、例えば誰かが事故にあい、１日か２日で蘇生できなかったとします。30歳未満で。

調査者　そんな事例がそれほどあるのでしょうか？

患者　その人が気功をやっているとしたら？　武術でなく、功を伸ばす気功だったら？

調査者　法輪功について話されているんですか？

患者　いいえ。単なる噂ですが……（これらのドナーは）呼吸法を行い、身体を向上させるために気を用います。

調査者　本当にそれほど多くの若い人々がこれ（気功）をしているのですか？

患者　多すぎるんです。いわゆる大師を信じるものは考えないでいいです。通常の呼吸法をする気功は、肝臓の細胞を全て開くわけです。細胞の形すら取らない。化学的な指標は同じでも質が全く違う。数は同じでも気功をしている肝臓は皆開いています。気は血液中にあり、脂肪内、心臓にもあります。

調査者　現金を渡すのなら、条件を付けます。良い肝臓が欲しい。法輪功のもの。

患者　わざわざ言う必要はありません。地元の住民なら朱主任と話しなさい。適合するドナーを見つける責任者だ。副主任でもある。陳主任は大主任で一銭もとらない。実に実直な人で何も求めない。前の患者（つまり自分）と話して朱主任を勧められ、質の高い臓器が欲しい、と言いなさい。他のことは何も話さないように。彼に5万元、李志強に2万元、麻酔と輸血の担当者に1万元を渡しなさい。

調査者　臓器に違いがあると聞いたことがあります。つまり、気功をする者の身体は健康で若々しいと。

患者　気功と呼吸法をする者とあなたが適合するといいですね。しかし気功をやっていることは口に出さないように。敏感な領域です。

調査者　法輪功をやっているなら、ＯＫです。

患者　法輪功をやっているなら、それもいいですね。でも、気功の呼吸法をしているかということなんです。私は30歳以下で、身体の大きさが同じくらいで、血液型が適合するドナーを求めました。全てが適合すれば、拒絶反応の問題は起こりません。

調査者は「法輪功」を連発しているが、患者は「呼吸法」「気功」と言葉を選び「法輪功」の名前を出すことを巧みに避けている。おそらく医師が臓器の質を保証するために「気功により細胞が開いている若者の臓器」という表現を用いるのだろう。呼吸法と気功をしている若者が、金を余計に払った患者と適合し、しかも1か月以内に事故死や自然死する偶然など、常識からしてまず考えられない。法輪功の迫害事例を掲載する明慧ネット（minghui.org）の2019年5月23日付の報道によると、6名の若い法輪功学習者が2018年12月26日に職場から拉致され、武漢の余家頭派出所で採血され、肝臓、腎臓、心臓、肺、角膜の検査を強制的に受けている。いずれも「質の高い」ドナーと見做される若い男性である。

中国では2000年から5か年計画で臓器移植の研究を優先づけてきた。この産業構築に法輪功臓器が供給されてきたことを否定することは難しい。

中国人が中国人を拷問

ウイグル人への迫害は民族浄化である。中国語を強要し、女性に生理の止まる薬物を与えるなど、様々な方法でウイグル文化及びウイグル人を消滅させせようとしている。それでは、大多数が中国人である法輪功学習者の迫害は何を意味するのだろうか？

ドキュメンタリー『馬三家からの手紙』（masanjia.com にネット配信業者一覧あり）で、主人公の孫毅を拷問した看守が涙ぐむ場面がある。

孫毅は繊細な学者タイプに見えるが、とても気骨のある人物です。尊敬しています。社会に害など及ぼしません。自分の考え——信念があるだけです。

良心のある人間なら見るに耐えない。拷問のことは思い出したくない。……良心のある人間ならあんな姿は見るに耐えない。孫の受難は、日本軍が中国人を拷問する映画のようでした。今は中国人が中国人を拷問しています。悲惨にも現実に起こっています。

「日本軍が中国人を拷問する映画」とは、中国共産党政権のもとで国民の中に浸透しているものなのだろう。しかし、この概念にも増して「今は同じ民族に対して拷問させられている」と、実際に孫穀を拷問した本人が心から語るこの場面に心を動かされないものはいない。

共産党政権樹立以来、人々は党の路線に合わなければ「国家の敵」とされかねなかった。生存のため中国人は従来の道徳観、自らのアイデンティティーを捨てさせられた。

ウイグルのイスラム教徒のアイデンティティーが消滅させられている過程と共通する。仏性を育み他人を思いやる従来の文化は破壊され、他者を理解せずに自己主張していく闘争文化、いわゆる党文化へと置き換えられていった。執拗で異様なまでの法輪功に対する中共の過酷な拷問は、従来の人間のあるべき姿を消滅させる象徴ではないだろうか。看守の涙には、中国人が元来の自分を捨てさせられた悲劇が凝縮されている。

「中国・民衆法廷」は、国際法に鑑みて法輪功とウイグルに対する「人道に対する犯罪」が成立するとし、犯罪国家・中国と関与することへの警告を発している。

「中国・民衆法廷」とは？

民衆法廷とは、国家や国家支援機関による深刻な犯罪疑惑を、公の国際・国家機関が何らかの理由で扱えない場合に開かれてきた。民間による非公式な法廷であり、裁定を行使する権限はない。「中国・民衆法廷」では、原告と被告を立てることはなく、数千ページに及ぶ資料の分析を行い、国際法を適用して犯罪が成立するかを検証する陪審形式が取られた。しかし、世界各地の異なる時期の報告を一堂に集め「裁定」という形で整理したことは非常に意義深い。「裁定」内のリンクを追っていくと十数年に及ぶ様々な調査内容が現れる。２０２０年9月30日に６０８ページに及ぶ書籍版が刊行されたが、まさに「中国・臓器狩り」百科である。

証拠の収集にあたっては、一方的に偏った資料から裁定を下すことを避けるため、「中国・民衆法廷」では、常に中国大使館からの出廷を呼びかけ、中国の移植には問題はないとする欧米の関係者からの意見を優先的に求め続けた。

英国議会の裏庭の火事

折しも、第2回公聴会の直前にあたる2019年3月26日、強制生体臓器摘出に関する英国下院議会での討論で、マーク・フィールド外務・英連邦省閣外大臣が、「中国・民衆法廷」の資料の一部である『2016年調査報告』（原題 An Update：マタス弁護士、キルガー元国務省アジア担当大臣、ジャーナリストのガットマン氏の共著）について、「著者たちは、決定的な証拠がないために、仮定に頼らざるをえませんでした」という発言をした。

議会でのこの大臣発言は、「中国・民衆法廷」にとって、まさに「飛んで火にいる夏の虫」だった。『2016年調査報告』は、見つけられる限りのデータを系統的に照合し、一つ一つの病院で可能な移植件数を検証している。当時、これほど緻密な調査は存在しなかった。3人の著書が個別に4月7日の第2回公聴会で証言を求められた。特にキルガー元国務省大臣は「私の7年間の大臣職と長年の国会議員としての経験から申し上げますと、彼は不運ながら外務省の中国担当者に『大臣殿、討論に参席して証拠が決定的でない、と言うのが一番でしょう』と、言われたとおりにしただけでしょう」とまで供述している。

英国在住の筆者自身も地元の国会議員に臓器狩り問題を提起した際、フィールド大臣からの

「問題は深く危惧するが証拠が十分でない」という返答のコピーを受け取った経験がある。ロンドンで民衆法廷が行われていなければ、フィールド大臣の発言は中国との関係を保つための模範的答弁例ということで終わり、これほどの逆風に遭うことはなかっただろう。フィールド大臣は、英国議会の裏庭に火がついていたことを認識していなかったようだ。翌秋の選挙に大臣が出馬することはなかった。

そして2019年10月23日、『移植ツーリズムと遺体展示に関する法案』が貴族院議員のハント卿により英国議会に提出された。2020年6月8日には『医薬品と医療器具に関する法律』の修正案が庶民院議会で討議された。この修正案の展開については次章で取り上げる。

英国の企業や学者たちと中国とのつながりを鑑みれば、すぐに結果が出るとは思えないが、中国臓器狩り犯罪に対する英国議会での確固たる動きは特筆に値する。

ジェフリー卿は水戸黄門

「中国・民衆法廷」議長のジェフリー・ナイス卿は、旧ユーゴスラビア国際戦犯法廷で元セルビア大統領スロボダン・ミロシェヴィッチの検察チームを率いたことで知られる。ジェフリー卿は裁定発表という仕事を遂行した後も身を引くことなく、様々な場所に顔を出してはたらきかけている。２０１９年10月の英国貴族院議会の討議では「今、ジェフリー卿がこの場にお座りになっていらっしゃいますが」と、議員が背筋を伸ばして発言していた。特に権威や肩書があるわけではないが、英国の議員にとって無視できない存在であることは確かのようだ。日本でいえばまるで水戸の御老公さま？……と、英国が誇るべきこの人格者に筆者も敬意を抱くようになった。

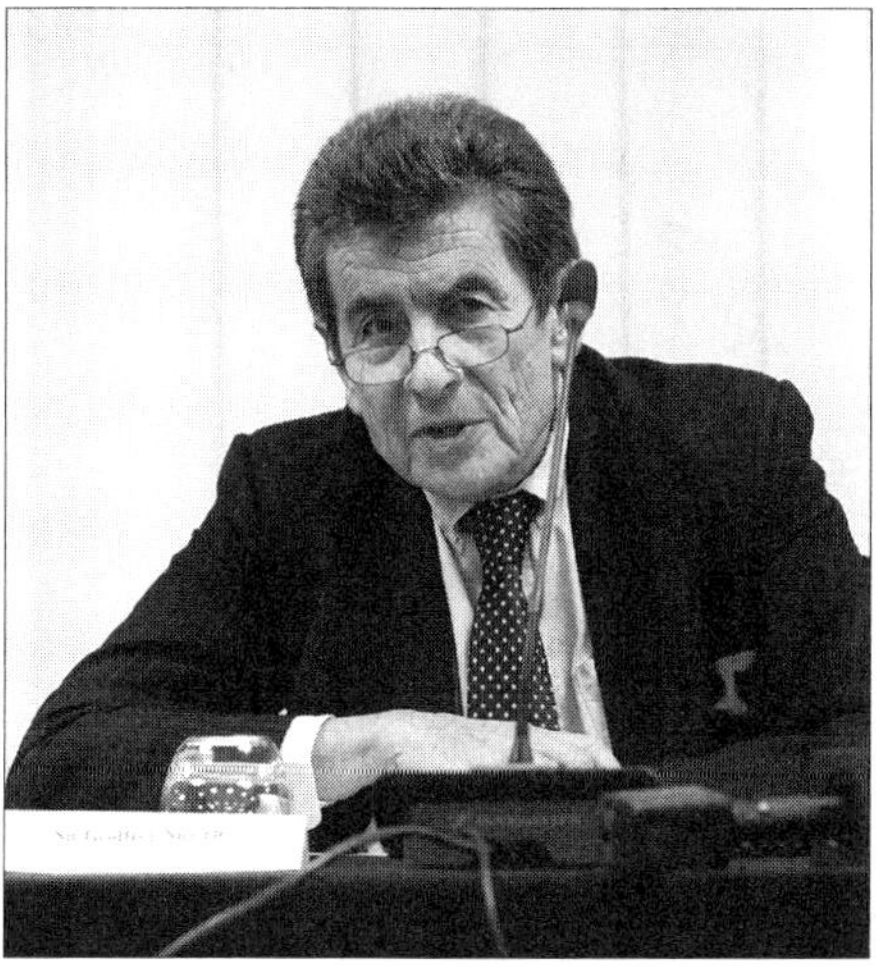

ジェフリー卿（撮影：Justin Palmer）

２０２０年11月４日、英国の議員連盟「中国研究グループ」主催で、「説明会：臓器狩りと中国・民衆法廷の結論」と題するオンラインのセミナーがあった。「中国・民衆法廷」議長のジェフリー卿、法廷顧問のサビ氏、判事団で元移植医のエリオット教授の話を聴くことができた。

ジェフリー卿は「中国・民衆法廷」がもたらす前向きな影響として次のように語った。「政府が隠そうとすることに対して、民衆法廷が知識を集め広げることで、市民が知るべき知識が埋められる。このようにして知識のギャップが埋められていくことを政府が認識することで、直面したくない真実に政府が取り組むように促すことができる」つまり、我々は証拠を集めることができるから、政府は隠し事はできないよ、ということだ。

そしてこのセミナーの最後に、ジェフリー卿の爆弾発言があった。

「昨年6月17日、ロンドンで裁定が読み上げられた際、BBCニュースナイト（国内報道）がその夜の報道のために大掛かりな番組を用意していました。証言者が映され、話しました。私も話しました。さらには（国外の）ジェイコブ・ラヴィー医師（移植ツーリズムを一切中止することになったイスラエルの法律導入を主導した心臓移植医）も話しました。しかしその番組が報道されることはありませんでした。理由の1つに、英国政府がBBCに踏み込み、番組を見せないように頼んだことがあります。このように（政府が）反応することはやめるべきです」

さらに同席の判事団の1人、エリオット教授が続けた。

「このお言葉に加えることはありません。個人的なレベルでお話しますが、外務省がこのような行動を取ったこと、独立した放送局に対して外務省がこのような操作が行えることに、深い衝撃を受けました。私にとっては実に恐ろしいステップです。中国の行動パターンに似ています。深く心外しました」

見えない糸で中国に操られているメディア問題は日本にとどまらないようだ。私たち一人一人が今できることは、正確な知識を集めて広げ、政府が取り上げず主流メディアが報道しない知識のギャップを埋めていくこと。

目下筆者が連載中の集広舎オンラインコラム「臓器狩り——中国・民衆法廷」が日本での知識のギャップを埋める一助になることを願っている。

証言から立法へ　立ち上がる英国の貴族院議員たち・米国臓器収奪停止法案

鶴田ゆかり

２０２０年10月28日、『医薬品と医療器具に関する法律』(Medicine and Medical Devices Bill)修正案、第13項挿入の合意に至る過程での貴族院・委員会の審議の席で、修正案を提起したハント卿が「中国・民衆法廷」の裁定を読み上げた。

昨年、ジェフリー卿が議長を務めた「中国・民衆法廷」は次のように裁定を下しました。強制臓器収奪は、中国全域で、何年にもわたり、かなりの規模、行われてきており、法輪功学習者がおそらく主な臓器源である……ウイグルに関しては、本法廷は大規模な医療検査の証拠を得た。他の用途もあるが、ウイグル人が「臓器提供バンク」となりうる検査である。

中国の臓器移植市場の規模、強制労働収容所の恩恵を受ける欧米の大手ブランド企業、２０１９年６月に新疆ウイグル自治区からの頭髪13トン（80万ドル以上）が米国の税関で押収された……と切りだした後の引用だった。

「控えめな」修正案

ＥＵ離脱のためＥＵ規制の縛りがなくなる英国では、早急に法の見直しが進められている。『医薬品と医療器具に関する法律』もその一つである。この法案に「人の医薬品に関連する組織もしくは細胞の使用」を規制項目として導入することが提起された。現行の『ヒトの組織に関する法律』には「輸入された」ヒトの組織に対する規制がない。この挿入文があれば、医療に用いられる〝臓器〟の輸入制限につながる。

まず、庶民院で修正案が提起された。リマー議員（労働党）は、２０２０年６月８日の公共法案委員会で民衆法廷の裁定を引用し、英国で医療に携わる人々が医薬品開発において知らずにウイグル人や法輪功の臓器を利用してしまい、中国の強制収奪に加担してしまうことのないようにという意図を明示した。しかし、賛５票、否９票で、不適切な挿入規制として庶民院では一蹴された。

しかし、同様の修正案がハント卿により貴族院に提起された。ハント卿は２０１９年10月に『移植ツーリズムと遺体展示に関する法案』を提出しており、中国での臓器狩りを積極的に糾弾する議員の１人だ。

修正案を検討する貴族院での過程は、討議（２０２０年９月２日）・委員会審議（２０２０年10月28日）・最終文言の読み上げ（２０２１年１月12日）の三段階を踏んだ。患者の安全、治験、大臣に決定権が集中する危険性など同法の各側面に対する意見が出され、中国臓器狩りを意識した「控えめな」修正案の導入に関しては、各段階を通し、のべ14名の貴族院議員が次々と中国の臓器狩りを糾弾していった。この修正案も含め、法全体への貴族院からの意見を政府の担当相が聞き入れ、法の修正は滞りなく進み、これから形式的に庶民院に戻され、２０２１年の春には法制化する見込みという。

無選挙・終身任期の貴族院議員

この動きを理解する上で、英国の貴族院の特徴に言及したい。

英国では、14世紀に貴族・聖職者から構成される貴族院と、騎士・市民代表から構成される庶民院が分離するようになり、二院制が成立した。この流れは絶えることなく、現在でも貴族院議員は選挙で選ばれない。さらに聖職貴族を除いて終身任期。１９９９年の貴族院法により、世襲貴族は92名と制限され、残りのほどんどは「一代限りの貴族」として有識者や功労者が貴族院議員に任命されている。首相は必ず庶民院議員であり、立法においても庶民院は優勢であるが、無選挙・終身任期の貴族院議員は、票の獲得や政界での昇進を打算する必要もなく、公平に法案を審議し助言できる立場にある。

現在の貴族院の構成は、議長1名、聖職貴族26名、世俗貴族(保守党257名、労働党177名、その他の野党150名)、クロスベンチャー(中立派)181名(庶民院の構成は、議長1名、保守党365名、労働党202名、その他の野党82名。任期は5年)(2021年1月17日現在)。

クロスベンチャー181名は、単なる無所属議員から構成されているわけではない。2000年5月以降、貴族院任命委員会では67名の一代貴族をクロスベンチャーとして貴族院議員に加えている。そして、この党派の縛りのないクロスベンチャーたちの中に、反臓器狩りへの姿勢を揺るぎなく示す貴族院議員の存在がある。

貴族院議員の発言

貴族院での修正案の検討過程では、医学論文、電話調査、身体検査、拷問など「中国・民衆法廷」での証言が詳細に引用された。「中国・民衆法廷」での各証言を貴族院が信頼できる形式にまとめた「裁定」が、修正案の基盤となっていることは明白だった。

ハント卿（労働党）
WHOは中国の臓器移植制度に対して専門的な査定を行っていません。このためWHOはこの分野で信頼できるとは言えません。私にとっては「中国・民衆法廷」がこの点では説得性があります。［委員会審議で］

アルトン卿（クロスベンチャー　元庶民院自由民主党議員）
このような修正案を通過させることは……中国共産党に対処する上での勇気を示すことにもなります。証拠はないと示唆する代わりに、中国での元外科医エンバー・トフティ医師の勇気ある証言に耳を傾けるべきです。［委員会審議で］

以下は専門職を背景とするクロスベンチャーたちの発言のほんの一部だ。

オローン女史（クロスベンチャー　法律家）
他の場所で進められている大規模な犯罪により企業に力がつき潤うことを、防止するよう

規制できます。これにより、中華人民共和国と中国共産党に、人権と経済のバランスが変わることが明示されます。［討議段階で］

フィンレイ女史（クロスベンチャー　英国王立医学会元会長）

この修正は、問題を直視することがいかに不快であろうとも、英国は黙視しないという強力なシグナルを発信することを意味します。［最終読み上げで］

貿易法のジェノサイド罪に関わる修正案

ここで引用したアルトン卿は、英国で2018年に復活したプラスティネーション技術（プラスチックを利用した保存技術）を用いた人体展の阻止に取り組んでおり、反中政策の推進に奔走している。

アルトン卿は、EU離脱のため同様に政府が火急の見直しをはかる『貿易法』で、大胆な修正案を貴族院に提起した。「英国の最高裁でジェノサイド罪と裁定された国家に対して、英国の大臣は取引を破棄する」という内容で、中国の息のかかる国際機関に期待せずに、自らウイグル人へのジェノサイド罪を判定し、その判定に基づき中国の英国へのインフラ投資などを停止させようとする意図だ。

同様の修正案が庶民院で、イアン・ダンカン＝スミス議員（保守党の元党首、ＩＰＡＣ*注発起人）とナスラット・ガーニ議員（保守党）により共同提出され、２０２１年１月19日の票決では、３１９票対３０８票で否決。しかし、２月２日、貴族院では、３５９票対１８８票で、圧倒的に可決。本稿の入稿時は、翌週の庶民院での討議が注目されている段階にある。

チャイナマネーに屈しようとする英国政府を、貴族院は明らかに牽制している。
※　ＩＰＡＣ（Inter-Parliamentary Alliance on China）「対中政策に関する列国議会連盟」。２０２０年６月４日設立。日本の代表は自民党の中谷元議員（元防衛大臣）と国民民主党の山尾志桜里議員。

米国臓器収奪停止法案

英国の「控えめな」修正案とは対照的に、米国ではトランプ政権下の２０２０年12月16日、超党派の３議員により、中国の臓器狩りに正面から取り組む『強制臓器収奪停止法案』(Stop Forced Organ Harvesting Act of 2020) が提出された。１つの記録として邦訳全文を章末に掲載する。

提出議員の１人、トム・コットン上院議員（共和党　アーカンソー州）のウェブサイトに掲載されたプレスリリースでも「ロンドンで行われた国際的な民衆法廷によると……」と「中国・民衆法廷」が言及されている。

法案には「強制臓器収奪・臓器摘出を目的とするヒトの移動」に関わる機関・個人を国ごとに認定し、その頻度や努力の度合いにより各国3段階（ティア1が一番頻度が低く、ティア3が一番高い）に格付けし報告することが規定されている。名指しで制裁措置を科す条項もあり、「ミニ・マグニツキー法案とも言える」（カナダのマタス人権弁護士のコメント）。

さらに、国内の医療と企業を取り締まる下記の点も同法案の特徴だ。

1、ティア3の国家の移植医の養成にあたる米国機関と養成を受けた移植医の特定・報告。

2、「強制臓器収奪・臓器摘出を目的とするヒトの移動」に関わる機関への移植機器の輸出禁止。

各国での医療界と企業への取り組みが、中国の臓器移植殺人を停止する鍵であることが指摘されている。

国会116回
第二セッション

（訳者注：項目名以外のゴシック体は、修正または追記すべき内容を示す）

法案

「強制臓器収奪・臓器摘出その他を目的とするヒトの移動」を撲滅するためにアメリカ合衆国の国会における上院・下院が制定するものとする。

第1項：短くした法案名

『2020年強制臓器摘出停止法』と呼ぶ。

第2項：政策に関する声明

下記をアメリカ合衆国の政策とする。

（1）臓器摘出を目的とする国際的なヒトの移動を撲滅する。

（2）二国間の外交会談および国際的な健康フォーラムで、効果的な機構を備えた自発的臓器提供制度の設置を促す。

（3）1948年12月10日に採択された世界人権宣言に準じる人命の尊厳と安全の確保を促す。

第3項：定義

本法の用語は以下の通りに定義される。

（1）「米国国会の該当する委員会」とは、下記の二つである。

（A）上院の外交関係委員会（the Committee on Foreign Relations of the Senate）

（B）下院の外交関係委員会（the Committee on Foreign Affairs of the House of Representatives）

（2）「強制臓器収奪」とは、強要、拉致、欺瞞、詐欺、権力濫用、弱者利用を通して、1人の人間から1つ以上の臓器を摘出することである。

（3）「臓器」とは、国家臓器移植法（42 U.S.C. 274e (c)(1)）の301（c)(1）項に定められた「ヒトの臓器」を意味する。

（4）臓器摘出を目的とするヒトの移動とは、下記の手段を用いて、人間の臓器を1つ以上摘出する目的で、人を勧誘、輸送、移送、収容、受入れることを意味する。

A．強要

B．拉致

C．欺瞞

D．詐欺

E．権力濫用または弱者利用

F．（A）「強要」の前段階で、該当するヒトの管理統制する者の合意を得るための支払や利得の振り込み。

第4項：パスポートの拒否・取消の権限

改正法（22 U.S.C. 212）の4076項を以下の通り修正する。

（1）〝No passport〟の前に〝(a)〟を挿入する。

（2）最後に下記を加える。

（b）（1）国家臓器移植法（42 U.S.C. 274e）の301項を犯した個人に対して、該当する個人が該当する犯罪においてパスポートを使用したか国境を超えた場合、米国務省はパスポートの発給を拒否できる。

（2）米国務省は、（1）で記述されたいかなる個人に対しても、以前に発行されたパスポートを取消すことができる。

第5項：国外での強制臓器収奪、および臓器摘出を目的とするヒトの移動に関する報告書

（a）人権擁護に関する年次報告書（Annual Country Reports on Human Rights Practices）への挿入――1961年対外援助法（22 U.S.C. 2151 など）を下記の通り修正する。

（1）116項（22 U.S.C. 2151n）の最後に下記を加える。

（h）「強制臓器収奪・臓器摘出を目的とするヒトの移動」に関して

（1）一般事項――（d）款で義務付けられた報告書は、各国における「強制臓器収奪・臓器摘出を目的とするヒトの移動」の査定を含むものとする。

（2）定義　本款で用いられる用語を下記の通りに定義する。

（A）「強制臓器収奪」とは、強要、拉致、欺瞞、詐欺、権力濫用、弱者利用を通して、1人の人間から1つ以上の臓器を摘出することである。

(B)「臓器」とは、国家臓器移植法（42 U.S.C. 274e(c)(1)）の301(c)(1)項に定められた「ヒトの臓器」を意味する。

(C)「臓器摘出を目的とするヒトの移動」とは、下記の手段を用いて、人間の臓器を1つ以上摘出する目的で、ヒトを勧誘、輸送、移送、収容、受け入れることを意味する。

(i) 強要

(ii) 拉致

(iii) 欺瞞

(iv) 詐欺

(v) 権力濫用または弱者利用

(vi)「強要」の前段階で、該当するヒトの管理統制する者の合意を得るための、支払や利得の振り込み。

(2) 502B項（22 U.S.C. 2304）において

(A) 2つめの（i）款（子供の婚姻状況に関して）を（j）款とする。

(B) 最後に下記を加える。

（k）「強制臓器収奪・臓器摘出を目的とするヒトの移動」に関して

（1）一般事項――（b）款で義務付けられた報告書には、各国における「強制臓器収奪・臓器摘出を目的とするヒトの移動」の査定を含むものとする。

（2）定義――本款の「強制臓器収奪」「臓器」「臓器摘出を目的とするヒトの移動」定義は、116（h）（2）項に記述されたものとする。

（b）追加の報告書について

（1）一般事項――（a）款で修正された通り、1961年対外援助法（22 U.S.C. 2151n, 2304）の116項および502B項で義務付けられた年次報告書の提出日より30日以内に提出する。民主主義・人権・労働担当国務次官補（本款では以下「国務次官補」と言及）は、下記の情報を含む報告書を米国議会の適切な委員会に提出する。

（A）各国に関しては、その国で、「強制臓器収奪・臓器摘出を目的とするヒトの移動」に責任を負う機関、援助者、役人の認定。

（B）下記に記述される格付け。

（2）格付け

（A）ティア1と指定される国――「強制臓器収奪・臓器摘出を目的とするヒトの移

動」の頻度が低レベルで、当該政府がこの問題を撲滅するためにかなりの努力を払っている国を国務次官補はティア1と指定する。

（B）ティア2と指定される国――国務次官補は下記に該当する国をティア2と指定する。

（i）「強制臓器収奪・臓器摘出を目的とするヒトの移動」の頻度が低・中レベルで、当該政府がこの問題を撲滅するための努力を払っていない国。

（ii）「強制臓器収奪・臓器摘出を目的とするヒトの移動」の頻度が中レベルで、当該政府がこの問題を撲滅するためのかなりの努力を払っている。

（C）ティア3と指定される国――国務次官補は下記に該当する国をティア3と指定する。

（i）「強制臓器収奪・臓器摘出を目的とするヒトの移動」の頻度が高レベルである国。

（ii）当該政府が、直接あるいは間接的に、「強制臓器収奪・臓器摘出を目的とするヒトの移動」を支援している国。

（3）形態――本項で義務付けされた報告書の提出は、機密扱いされることはない。

（c）中間報告書――本款（a）で修正された、1961年対外援助法（22 U.S.C. 2151n, 2304）の116項と502B項で義務付けられた年次報告書に加え、国務次官補は国会の適切な委員会に対して、「強制臓器収奪・臓器摘出を目的とするヒトの移動」の状況に関して、中間報告書を随時一本以上提出する。当該報告書では、当該項目に基づく最新の年次報告書の提出日以降、撲滅に対してかなりの努力を始めた政府、もしくはかなりの努力を停止した政府に関する国家情報を含むものとする。

（d）「かなりの努力」の決定要因――一国の政府が、「強制臓器収奪・臓器摘出を目的とするヒトの移動」の撲滅に対して、かなりの努力を払っているかを、本款（b）（c）の下で決定する際、米国務長官は下記の点を考慮する。

（1）当該国が、「強制臓器収奪・臓器摘出を目的とするヒトの移動」において、発生、移動、受入にどの程度関わっているか。

（2）当該政府が、「強制臓器収奪・臓器摘出を目的とするヒトの移動」の撲滅に対してどの程度努力を払っているか。特に、当該政府の特定の高官もしくは職員が、どの程度、参与もしくは助長もしくは容認もしくは加担しているか。

（3）当該政府の資源・能力を考慮して、当該政府が、「強制臓器収奪・臓器摘出を目的とするヒトの移動」の撲滅に対して適切な措置をとっているか。

第6項：ティア3の指定国からの臓器移植医を養成した米国の医療・教育機関に関する報告書

(a) 一般事項——5a項で修正された通り、1961年対外援助法(22 U.S.C. 2151n, 2304)の116項および502B項で義務付けられた年次報告書の提出日より180日以内に提出する。国務長官は、保健福祉長官と協議の上、アメリカ合衆国の医療・教育機関、その他の機関に関する報告書を議会に提出する。

(b) 報告書に含まれるべき項目

(1) 一般事項——(a) 款で義務付けられた各報告書は、報告書が提出された日付の時点で、下記(2)で記述されている移植医を1人以上養成するアメリカ合衆国の医療・教育機関、その他の機関の名称を含める。

(2) 臓器移植医の記述——この段落で記述されている臓器移植医は下記の者とする。

(A) (a) 款で義務付けられた報告書の提出日の時点で、5(b) 項で義務づけられた最新の追加報告で認定された、「強制臓器収奪・臓器摘出を目的とするヒトの移動」に責任を負う機関もしくは援助者に雇用されるか附属する臓器移植医。

（B）5（b）項で義務づけられた最新の追加報告でティア3と指定された国の市民もしくは国籍を保有する臓器移植医。

第7項：特定の機関に対する臓器移植機器の輸出禁止

連邦食品・医薬品・化粧品法（21 U.S.C.381）の801項に下記を追加し、以下の通りに修正する。

（v）特定の機関に対する臓器移植機器の輸出禁止

（1）一般事項——同法の他のいかなる規定にかかわらず、「2020年強制臓器収奪停止法」の5（b）項で義務づけられた最新の追加報告で、「強制臓器収奪・臓器摘出を目的とするヒトの移動」に責任を負うと認定された機関に対して、臓器移植手術での使用を目的とする機器を輸出することを禁じる。

（2）商務長官との調整——上記が準じられるよう、国務長官は商務長官と調整をはかる。

第8項：ティア3と指定された国が助長した「強制臓器収奪・臓器摘出を目的とするヒトの移動」に対する制裁

（a）リストの提出――5a項で修正された通り、1961年対外援助法（22 U.S.C. 2151n, 2304）の116項および502B項で義務付けられた年次報告書の提出日より180日以内に提出する。米大統領が下記を判断した個人のリストを米大統領は議会に提出する。

（1）強制臓器収奪、および臓器摘出を目的とするヒトの移動を助長するための資金、支援、スポンサーその他で、下記（2）AもしくはBにあたるもの。

（2）

（A）5（b）項で義務付けられた追加報告書でティア3と指定された国の市民もしくは国籍を保有する個人。

（B）該当国の法律のもとで組織化された機関、もしくは該当国の政府の法律に従う機関。

（b）制裁の発動――米大統領は（a）款で義務付けられたリストにある個人に関して、以下の制裁を発動する。

（1）財産の封鎖 ― 米国大統領は、国際緊急経済権限法（50 U.S.C. 1701など）（但し本法（50 U.S.C. 1701）２０２項の条件は適応しない）で付与された全ての権限を行使して、該当する本人の全ての財産および利権がアメリカ合衆国にある場合、あるいはアメリカ合衆国内に入る場合、あるいはアメリカ合衆国の個人が保有もしくは管理しているか、これから保有もしくは管理することになる場合、該当する全ての財産および利権を封鎖・禁止する。

（2）外国人のビザ、入国許可、仮釈放の否認

（A）ビザ、入国許可、仮釈放 ― 個人の場合、個人に下記が適用される。

（i）米国への入国は許可されない。

（ii）米国に入国するためのビザまたはその他の書類は受け取れない。

（iii）移民国籍法（8U.S.C.1101など）に基づき、米国への入国または仮釈放またはその他の利得を受け取ることは認められない。

（B）現在のビザの取消し

（i）一般事項 ― 該当する個人のビザその他の入国書類は、いつ発行されたかにかかわらず、取消される。

(ii)即時適用——(i)の取消は

(I)即時に適用される。

(II)該当する個人が保有するその他の有効なビザまたは入国書類は自動的に取消される。

(c)例外

(1)製品の輸入に関する例外

(A)一般事項——(b)(1)款に基づく制裁を発動するための権限と条件には、製品の輸入に関する制裁のための権限と条件は含まれない。

(B)物品の定義——本段落の「物品」とは、いかなる成形品、天然または人口の物質、素材、供給品もしくは(検査・試験装置を含む)製造品を意味し、技術データは除かれる。

(2)国際的な義務に準ずるための例外——該当する個人の入国が、1947年6月26日にサクセス湖で調印され1947年11月21日に施行された国連本部に関する国連とアメリカ合衆国との間の協定、および1963年4月24日にウィーンで締結され1967年3月19日に施行された領事関係条約、その他の国際協定に準ずるために、個人の入国を必要とする場合は、（b）（2）款は適用しない。

（d）実施：処罰

（1）実施――本項を実行するために、米大統領は国際緊急経済権限法（50 U.S.C 1702および1704）の203項および205項で規定された全ての権限を行使する。

（2）処罰――本項もしくは本項を実行するために発行された規制、許可、命令に違反した者、違反しようとした者、違反を共謀した者、または違反を引き起こした者は、本項（a）款に記述されている違法行為を犯したものとして、国際緊急経済権限法（50 U.S.C 1705）の206項の（b）（c）款で定められた罰則の対象となる。

（e）アメリカ合衆国の個人の定義――本項では、「アメリカ合衆国の個人」とは下記を意味する。

（1）アメリカ合衆国の市民もしくは合法的にアメリカ合衆国への永住権を認められた外国人。

（2）アメリカ合衆国の法律もしくはアメリカ合衆国の司法権に基づいて組織された事業体。そのような事業体の海外支部も含まれる。

メガサイズの人体実験場
ウイグルでの個人的な体験からの考察

アニワル（エンヴァー）・トフティ・ブグダ（注1）

共産中国を発症地とする新型コロナウイルス感染症（COVID19）は、全世界を驚かせた。中国共産党（中共）はまたしても、前例のない残虐さを世界に示した。そして、さらには、中国では感染率、死亡率が世界でも最低レベルという数値で、多くの人々を驚かせてきた。なぜ、どのようにして、中国の数字はこれほど低く抑えられているのか？

武漢ウィルス感染患者の両肺移植

国営メディア『北京青年報』は、コロナウィルス（COVID19）が引き起こした武漢肺炎患者への世界初の肺移植が成功裏に終わったと2020年3月1日に報道した。患者は江蘇省出身。その男性は1月23日に発症し、武漢肺炎（コロナウィルス陽性）と診断された。2月7日に気管挿管され、2月22日には、ECMO（対外式膜型人工肺）に装着された。無錫市伝染病医院に2月24日に転院。

治療のおかげで、繰り返し行ったPCR検査は陰性となったが、肺機能が著しく障害され、回復不可能となった。江蘇省保険衛生委員会の支援を受けて、無錫市衛生局は常識を破り、2月29日に修学的治療を試みた。中日友好医院肺移植科主任である陳静瑜医師が率いるチームが、この患者のために両肺移植を実施した。

3月1日、午前9時頃、陳静瑜は微博（Weibo）に次のように書き込んでいる。「2月28日、右側の肺疾患のため、患者の胸腔内出血が続いた。出血量は2500ミリリットルと推定され、出血性ショックに陥った。瀕死の状況にあったが、29日、幸いにも他省の脳死患者から〝愛の贈り物〟として肺を提供され、チームも賢明に手術に取り組んだ」。

省外の脳死患者が提供した肺が高速鉄道で輸送され、7時間後に無錫に到着した。患者は手術後覚醒し、移植された2つの肺は、十分に機能し、酸素飽和度も良好である。報道では肺がどこから来たのか、そして患者の身元に関しては一切言及されていない。

背後状況を理解していなければ、医療がもたらした奇跡と捉えることもでき、中共政府がいかに国民の健康を気遣うかを示すものともとれないことはない。しかし、中国の新疆ウイグル自治区ウルムチで腫瘍外科医を勤めていた私にとって、このニュースは過去の痛みと陰鬱な記憶を呼び起こす。

そもそも中共は、中国国民さらには人類に、気遣うことがあるのだろうか？

ウイグルでの医師としての体験

私は東トルキスタンの東部にあるコムルという町で生まれた。中国政府はこの地域を新疆と呼ぶ。

臓器収奪の噂を耳にしたのは1990年に遡《さかのぼ》る。私は、中国、新疆ウイグル自治区、ウルムチの「新市区」にある鉄路局中央医院の若手外科医として外来患者を診ていた。病院は中心地より遠い北部に所在していた。私は現地語（ウイグル語）を話せる数少ない医師の一人だったので、地元の人々が私の診療を目当てに来院するようになった。

ある日、ティーンエージャーの息子を連れてきた男性がいた。臓器が失くなっていないか検査して欲しいということだった。理由を尋ねると「この数か月、村からティーンエージャーがいなくなり、見つかったときには臓器が盗まれていたという事件が起こっている。息子は三か月前に、自分が地元の日曜市場で買い物をしているときに行方不明になった。先週息子が連れ戻されたが、臓器を盗まれたのではないかと心配している」ということだった。メスの入った傷跡はどこにも見られず「すべて大丈夫ですよ」と告げた。しかし、その後6か月にわたり、大きなU字型の傷跡を3人の少年の身体で確認した。腎臓外科手術特有の痕跡だ。鉄のカーテンで隠された社会では、「噂」はしばしば「真実」である。

そして、1995年夏のある水曜日、私だけ手術の予定がなく1日休みのはずだったが、2人の主任の部屋に呼び出され、少し冒険をしたくないかと尋ねられた。血気盛んな若手の外科医だった私は、勿論興味をそそられた。

「手術室へ行って、運搬用の手術器具の最も大きいセットを頼み、助手2人、看護婦2人を連れ、何かあったときのために麻酔科医2人も麻酔科から連れてこい。明日の朝9時半に病院の門の前に我々の救急車が出ているからそこで会おう」

という指示だった。救急車と言っても、ライトバンにベッドが入っているだけだった。

翌朝、門前に集合すると、2人の主任は自家用車で現れ、後に付いて来るように言った。一行は西方に向かった。西山地区にも分院があったので、そこに向かっていると思っていたが、途中で車は左折した。私は道がわからなくなった。運転手が西山処刑所に向かっていると言った。

暑い夏だったが悪寒が走った。丘があった。すでに到着していた2人の主任は「ここで待て。銃声が聞こえたら出てこい」と命じた。恐ろしくなった。なぜここにいるのかと思ったが、質問はせずにただ命令に従うように我々は訓練されていた。「銃声が命令だ！」という映画の一節を思い出していた。

銃声が聞こえた。機関銃ではなく、ライフル銃が同時に数多く打ち放たれた音だった。「銃声が命令だ！」。私は自分のチームに、ライトバンに飛び乗り、処刑所の入り口に向かうよう促した。

たくさんの死体が並んでいた。10体？　20体？　実際の数はわからない。運転手の横に座っていたが、フロントガラスと運転手側の窓から見ると、左側の丘の斜面に5〜6体が横たわっているのが見えた。一様に坊主刈りで囚人服を着ていた。銃で後から撃たれたため、額が吹き飛ばされていた。1人の警官が「右だ、一番右端がおまえらのだ」と叫んだ。「なにが私達のなのか」悩む間もなく、その場所に移動し、主任たちが私を促した。「急げ！　肝臓と腎臓2

つを取り出すのだ」。

上司の言葉は命令だ。逆らうことなど出来ない。私はただ職務をこなすだけのロボットになった。警官と助手が、ライトバンの中のベッドに身体を運び入れた。犠牲者は30歳代の男性で、髭はそらず長髪で民間の服を着ていた。銃弾は右胸部に撃ち込まれていた。

看護婦たちが身体を消毒した。２人の主任は私の左に立ち、私の動きを観察していた。麻酔をかけるように頼んだが、必要ないと言われた。「必要とあれば導入する」と。男が動くかどうかを見て決めるということだ。男はすでに死んでいるようだった。メスを入れた。内臓を最大限に展開させるために逆T字型に切り込んだ。メスが皮膚を切ったとき、血が流れた。心臓がまだ鼓動していることを示していた。彼は生きていた！　主任がささやいた。「急げ！」。

逆らえない命令であり、同時に私は命令に従っているだけだという確証も得られた。

全手術経過は30~40分ほどだった。２人の主任は満足げに、これらの臓器を見たこともない変な箱に入れ、「チームを病院に帰らせてよい。今日は何もなかったことを肝に銘じておくように」と言った。これも命令であると認識した。

以来、誰もこのことは口にしなかった。

ウイグルの空港内の標識

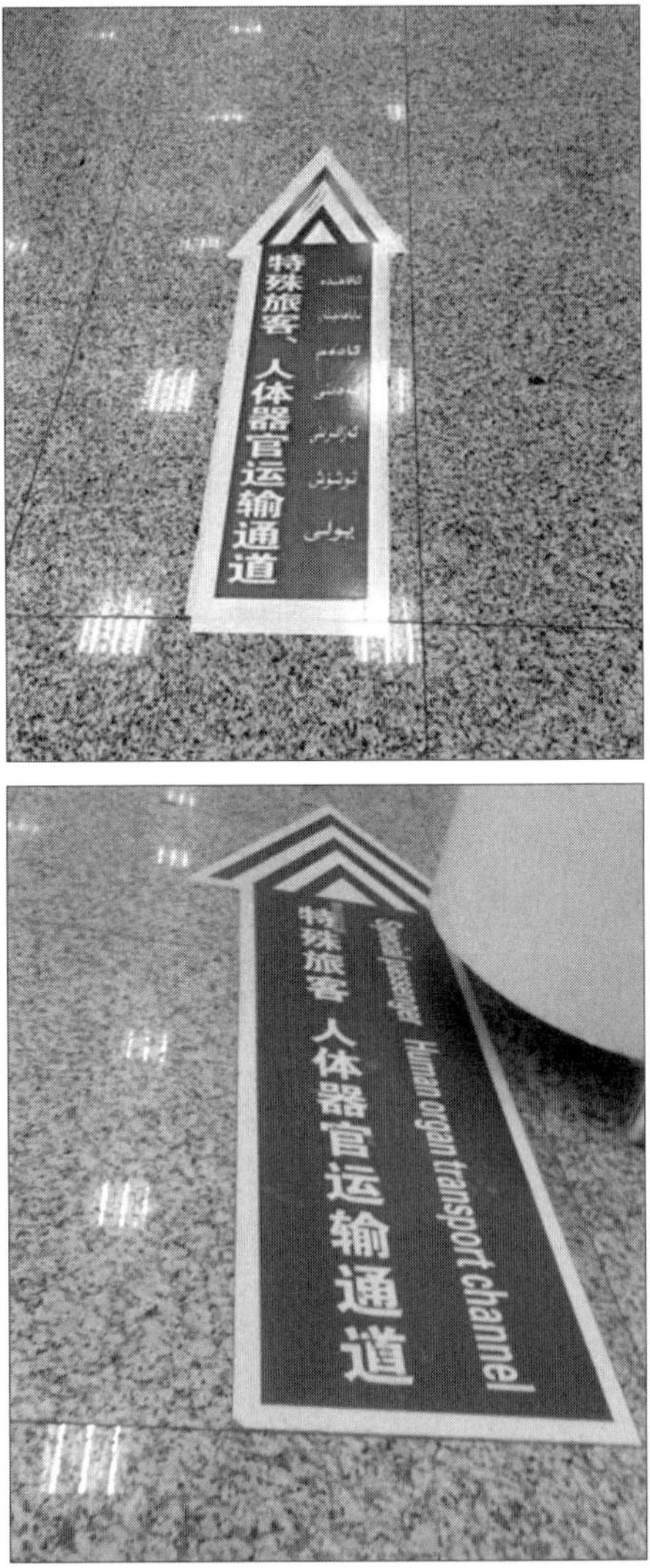

ウイグルの空港内の標識（筆者提供）

この写真の1枚は、新疆ウイグル自治区（ウイグル）内から2015年に入手した。もう1枚は、2019年11月にジョージ・ワシントン大学のジェームズ・ミルワード教授がツイートした写真である。時間や場所は不明だ。空港で取られた写真だ。ウイグル語と中国語の組み合わせはウイグルでしか見られないので、ウイグルの空港の写真だと断定できる。書かれている文字がぞっとさせる。「特殊旅客、人体臓器運輸通路」。

これらの2つの空港では、臓器を運ぶ者が迅速に税関を通過するための優先通路が設置されていることが示されている。矢印は空港に向かっている。この標識のある空港が人の臓器を輸出しているわけだ。標識をつける必要があるほど、運び出さる移植用臓器の数が多いことをが示されている。

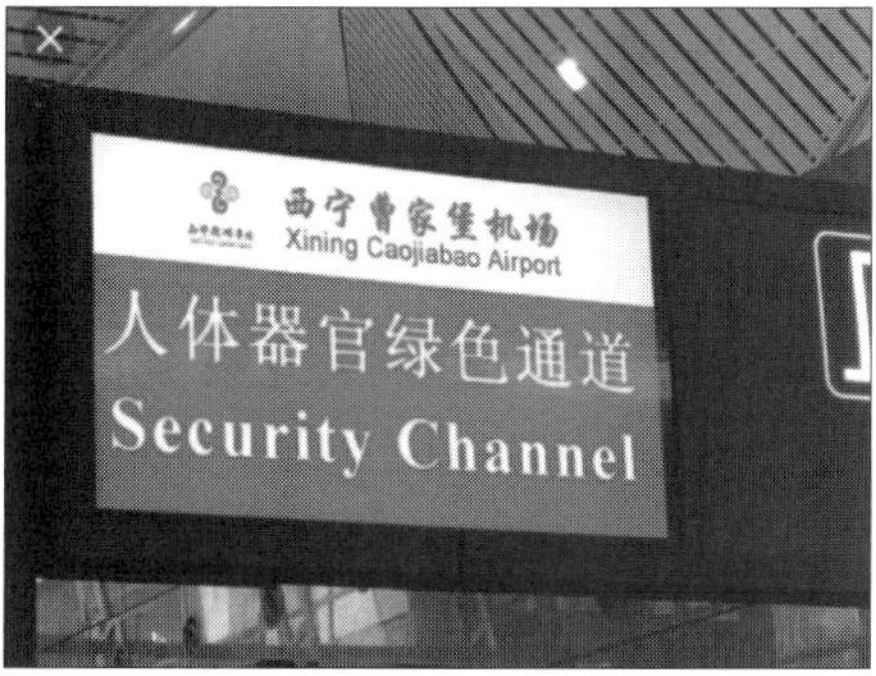
西宁曹家堡机场
Xining Caojiabao Airport
人体器官绿色通道
Security Channel
青海省西寧空港内の標識（筆者提供）

しかし、新疆の人口密度は低い。どうしてそれほどの臓器を輸出することができるのだろうか？　人口の多い河南省の空港内での標識ならまだわかるが。

これらの写真から、ウイグルがかなりの規模で移植用臓器を産出していることが明示される。

3枚目の写真は西寧空港の標識だ。青海省の西寧も人口密度は低い。輸出できるほどの臓器はどこから来るのだろうか？　秘密があるに違いない。青海省とは？　ウイグル人と

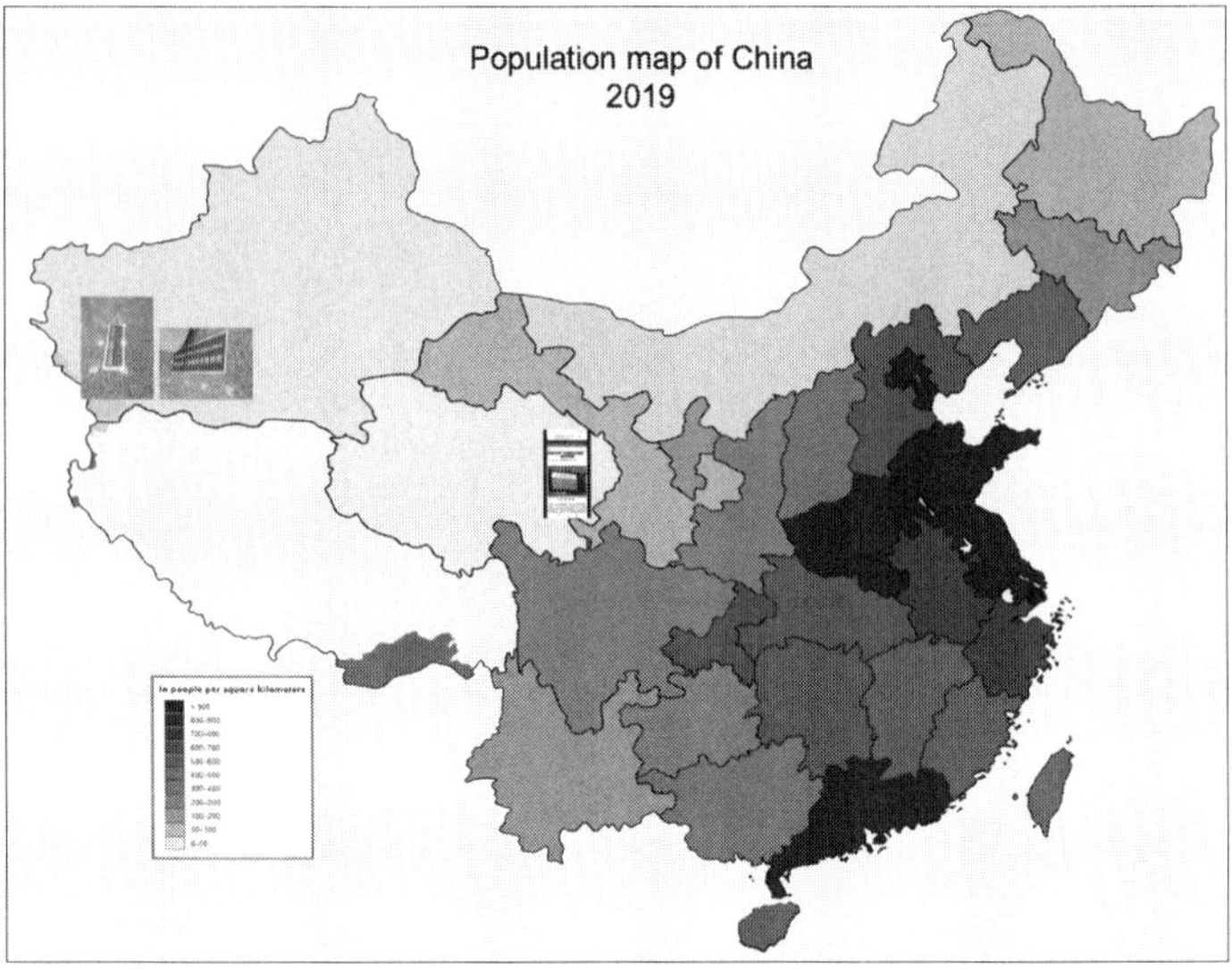

中国の人口分布

チベット人が多く住む地域である。

上の地図は中国の人口分布を示している。人口が希薄な場所で上述の3枚の写真が撮られていることがわかる。何を意味するのだろうか？

巨大な廃棄場　死のシルクロード

ウイグルの悲劇は臓器狩りに留まらない。

1949年10月、中国共産党の毛沢東党首が、天安門広場で中華人民共和国の設立を宣言した。以来、中国の人々は赤色テロの手中に落ちてしまった。中国全体が地上の地獄と化した。この地獄の中で、中国の共産主義者たちは、ソ連のスターリンに促されて新疆に部隊を派遣し、血生臭い植民地統治を開始した。中共は、水もなく耕作地も希少な遠隔にあるウイグルの土地を開発する計画を全く持たずに、巨大な廃棄場として利用している。

中国共産党は設立当初、財政的に苦しい状況にあった。朝鮮戦争も重なり、中共は衰弱した。韓国の戦場で米国から受けた屈辱から中共は核兵器の開発を誓う。ソビエト共産党の助けを借りて、最初の核実験が1964年10月16日に行われた。それ以降、ウイグル全域が中共の行う核をはじめとする様々な実験の場と化した。(注2)

1985年から1997年にかけてウイグルの腫瘍外科医として働いていた筆者は、ウイグル人に癌患者の割合が高いことに気がついた。特に、放射能を起因とする白血病、肺癌、甲状腺癌、悪性リンパ腫などだ。そこで自分なりに調査を始めた。詳しくはドキュメンタリー映画『死のシルクロード』(26分／YouTubeで無料視聴できる)をご覧いただきたい。

生物化学兵器の実験

1980年、医学部に進学した年のこと。ウイグル南部からの学生が1か月遅れで大学に現れた。その地域全体が奇妙な疫病のために閉鎖されていたからだ。発生順に「1号病」「2号病」と呼ばれていた。しかし、自然界では2つの疫病が同時に広がることはない。

この個人的な体験に関連する2つの情報を見つけた。

旧ソ連時代の生物化学兵器の開発・製造組織、バイオプレパラトの第1副局長だったケン・アリベックによると、1980年、ウイグルにあった中共管轄の生物兵器研究所で事故があり、疫病が引き起こされた。ケン・アリベック（ロシア名：カナジャン・アリベコフ、1950年〜）とは、ソビエト連邦の医師、微生物学者、生物兵器専門家で、ロシア赤軍内で急速に昇進し、バイオプレパラトの第1副局長として、生物兵器施設の巨大なプログラムを監督した人物である。1992年に米国へ亡命し、バイオディフェンス・コンサルタント、講演者、事業家として生計を立てるようになった。1999年に発表された著書“*Biohazard*”（生物兵器――なぜ作ってしまったのか？』山本光伸訳、二見書房）には、中国で生物兵器が漏洩《ろうえい》した可能性があるとソ連の諜報部が報道した一節がある。

「中国の北西部の核実験場の近くに巨大な発酵工場と生物学的封じ込めの研究所に思われるものを、衛星写真が捉えた。1980年末、当地で出血熱の感染が2回あった証拠を諜報機関

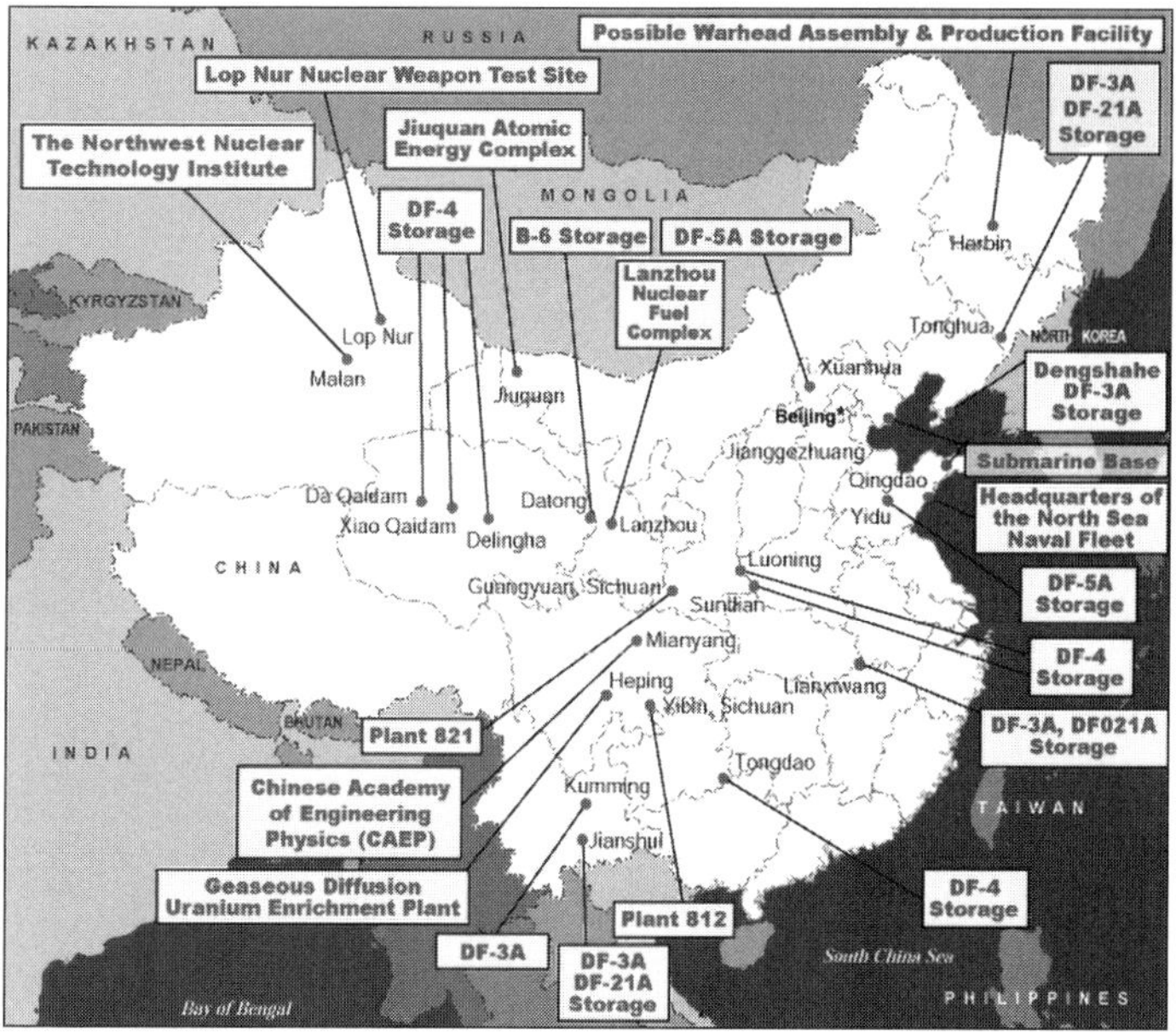

中国の機密兵器の研究・開発・生産・保管施設を示す地図（出典：注3）

が見つけた。この疾患はこれ以前に当地にはなかった。中国の科学者がウイルスを兵器化するための研究所から、誤って引き起こされたと我々のアナリストは結論づけた」

しかし、米国の諜報部が2011年に作成した中国の機密武器の研究・開発・生産・保管施設を示す上記の地図（注3）によると、ウイグルにはあるのは核の実験場と核研究所であり、生物化学兵器の研究所はない。

研究所なしでは漏洩事故は起こらない。1980年の疫病は、研究所から誤って生物化学兵器が漏れたのではなく、地元の居住民を意図的にモルモットにした生物化学兵器の実験だった可能性を捨て去ることはできない。

訳者注

（注１）著者は日本では、核実験の告発者としてはアニワル・トフティ、臓器狩りの証人としては英語発音からエンヴァー・トフティとして知られている。苗字のブグダに関しては、ウイグルでの出生時に漢民族用の出生届にマス目が足りずに書ききれなかったために苗字を省略されたままで育ったという経緯がある。近年、英国のパスポートを更新するにあたって初めて苗字を含む自分のフルネームが公式に登録されるようになり、機会あるごとにフルネームの使用を本人が望んでいる。

（注２）アニワル（エンヴァー）・トフティ・ブグダ氏の核実験の告発に関しては、『中国を追われたウイグル人』（水谷尚子著、文藝春秋、２００７年）第４章で詳述されている。

（注３）http://echkelon.blogspot.com/2011/12/china-tunnel-and-nuclear-warhead.html より転載。

韓国・台湾に大きく遅れをとった日本の医療虐殺対応

野村旗守

イスタンブール宣言の成果

２０１９年11月30日、「２００８年イスタンブール宣言11周年記念」と銘打って日本、台湾、韓国のアジア３か国合同による臓器移植問題の国際シンポジウムが東京大学で開催された。ホスト国である日本からは、「移植ツーリズムを考える会」（稲垣兼太郎理事長）と、筆者が事務局を預かる「ＳＭＧネットワーク（Stop Medical Genocide：中国における臓器移植を考える会）」（加瀬英明代表）が共催団体として参加した。

主題は、「臓器取引と移植ツーリズム（臓器移植手術の為の海外渡航）」。

取り分けて、ここ20年ほどのあいだに世界の移植医療分野で最大の懸案事項となっている、中国における「良心の囚人（無実の人々）」からの臓器強制収奪とその売買――が、議題の中心となった。

臓器売買とその仲介行為を不法と看做し、移植手術は原則として国内で受ける――などを表明したイスタンブール宣言以降、各国はこれに準じて海外移植渡航を禁ずる法改正等を行うなどの施策を講じてきた。果たしてその結果はいかなるものであったのか？　今回のシンポジウムは、その効力を査定する検証の場ともなった。しかし――。

「良心の囚人を犠牲とする中国での臓器売買と中国への移植渡航に関して、イスタンブール宣言は現在のところまったくと言って良いほど功を奏していない」

当日、特別ゲストして招かれたカナダのデービッド・マタス弁護士は、冒頭の基調講演で現状をそう嘆いた。中国臓器刈り問題追及の急先鋒であり、２００６年からすでに15年近くに渡って実態調査と告発を続け、ノーベル平和賞候補にノミネートされたこともある。

これを受けて日台韓から併せて10名の医師、弁護士などが登壇し、各国の現況を報告した。まずは台湾から、台湾国際臓器移植看護協会（ＴＡＩＣＯＴ）の副理事とスポークスマンを務める黄士維医師が壇に上がる。ＴＡＩＣＯＴは２００６年のワシントン証言を受けて設立され、中国への移植渡航の危険性を啓蒙すると同時に自国政府に対して法改正を呼びかけてきた。また２０１２年には、国際組織である「臓器の強制摘出に反対する医師団（ＤＡＦＯＨ）」と協力して反臓器刈りのための署名活動を展開し、台湾在住の医師からわずか1年足らずで

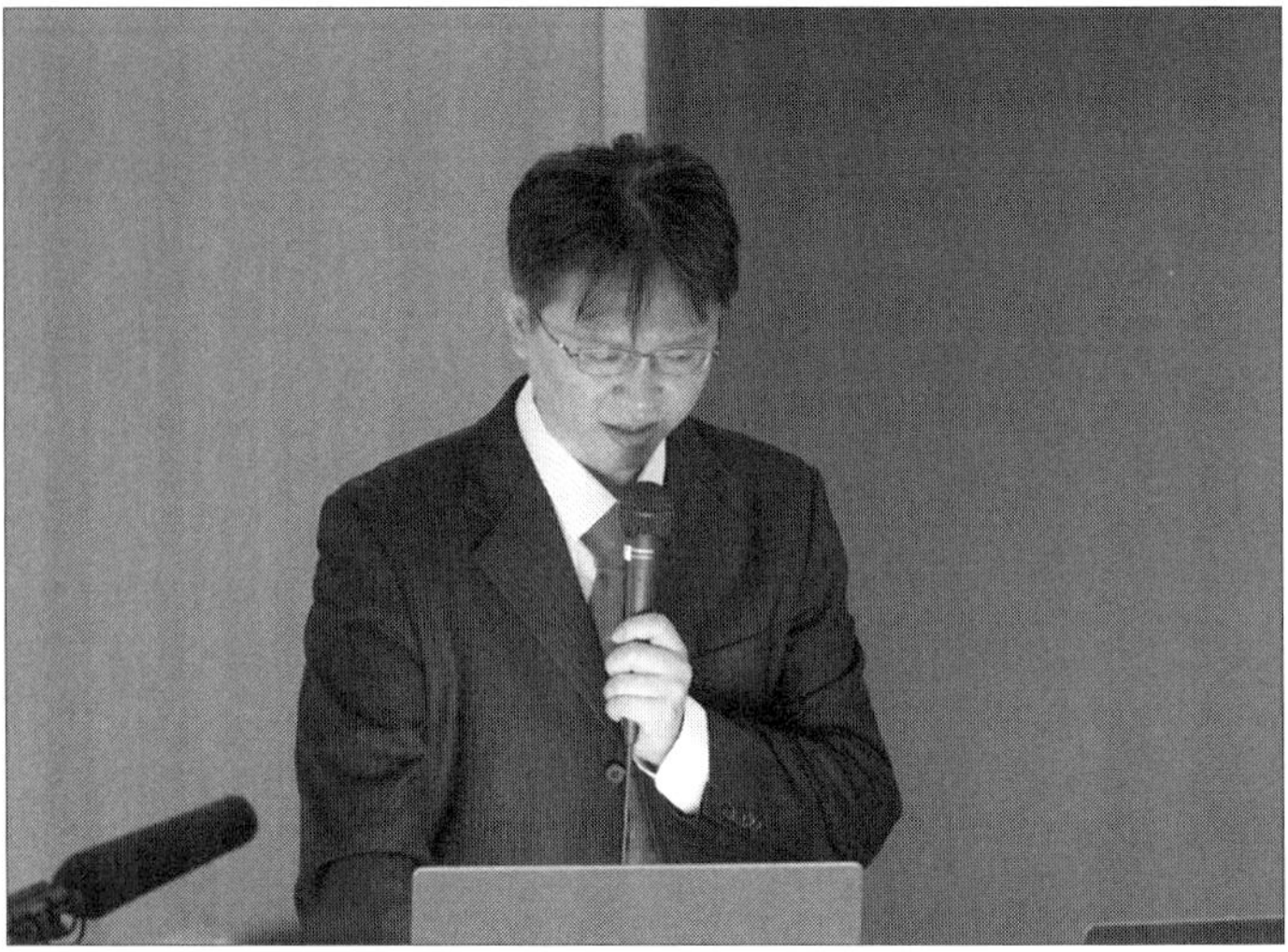

黄士維医師

5000人近い署名を集めたこともある。黄医師によれば、中国への渡航移植を希望する台湾の患者には、2000年と2007年の、2つの節目があったという。

2000年は中国大陸で法輪功の信者に対する大弾圧が断行された翌年であり、法輪功側の発表によれば100万人以上が拘束され、そのうち少なくとも数十万人が強制収容所へ移送された。目下全住民の1割以上が拘束されていると言われるウイグル自治区を除いても、中国各地にはおよそ1000か所の強制収容所が点在し、300万人以上の政治犯が収容されている——と伝えられる。その大部分を占めるのが、共産党政府から「殲滅《せんめつ》」を宣言された法輪功信者である。

黄医師によれば、この年から中国が提供する臓器の数が飛躍的に増えたという。

「手術の成功率も劇的に上昇し、多くの業者がウエブ上に仲介の広告を出すようになった。その上国内で受けるよりもずっと安価な値段で手術が受けられるとの評判が、ドナーの出現を待つ肝腎病患者のあいだで囁《ささや》かれるようになった」

アニー証言の衝撃

この豊富な臓器の出所に関し中国側は、移植される臓器の殆《ほとん》どは「死刑となった囚人から摘出したもの」――と説明してきた。

ところが、2007年以降、中国での手術費用は年々と上昇し、臓器の出所については患者が訊ねることも医師が教えることも出来ない秘密事項となったと、黄医師は指摘する。

なぜ2007年かといえば、その前年にアメリカのワシントンで、米国に亡命した遼寧省蘇家屯病院の元女性職員が「病院内に連行されてきた数千もの法輪功の人々がつぎつぎと注射で人為的な心臓麻痺を起こされ、強制的に体内の臓器や器官を収奪されていた」――と、衝撃の証言を行ったことによる。

「アニー」と名乗ったこの女性の元夫は同病院の脳外科医であり、政治犯として捕らえられた法輪功信者から眼球の角膜を連日のように摘出していたという。この証言によって、中国の異常な臓器ビジネスの実態が初めて暴かれ、世界を震撼させた。そして同時に、国際的な監視網が敷かれることにもなったのである。マタス弁護士らが実態調査に乗り出したのも、この証言を受けてのことであった。10年にわたる入念な調査の後、彼らは「中国で良心の囚人からの強制臓器摘出とその売買は間違いなく行われ、現在も続いている。年間6万から10万件の手術が執刀され、現在までの手術件数は100万～150万件に及ぶと推定される」（2016年レポート）との結論に達した。

先のアニー証言によれば、術後、臓器を抜き取られた法輪功信者は生死の区別なくボイラーに放り込まれ、そのまま高熱で焼却されていたという。つまり、臓器収奪を強いられた「良心の囚人」はほぼ例外なく殺害されていたということだ。

そして2015年、中国の非道な強制臓器収奪とその売買に国際的な非難が一層喧《やかま》しくなると中国当局は、今度は「死刑囚からの臓器摘出を全廃し、臓器提供希望者を募るドナー登録制度に切り替えた」と発表する。

「しかし、これ以降も中国移植ビジネスの実態は殆ど変わっていない。カネさえ払えば、外国人であろうと、依然として数日のうちに臓器移植手術を受けることが出来るのです」と黄医師は語る。

つまり、イスタンブール宣言以降も中国における強制臓器収奪の様相はまったく変わっていないとの指摘だが、移植ツーリズムに関して言えば、少なくとも台湾には改善の跡が見られる。台湾では、2006年から移植ツーリズムに参加した患者を追跡してそのデータの集積を始めていたが、2015年には法改正して渡航移植する患者に申告を義務化した。

過去20年来、中国に行って肝臓あるいは腎臓の移植を受ける台湾人は延べ4000人に及ぶ。肝臓移植に関しては、2000年以降急増し、2005年にピークに達して約500人を数えた。それが2006年の内部告発によって臓器刈り犯罪が暴露され、台湾当局は医療従事者に渡航移植への関与を禁止した。これで中国へ移植渡航する患者は半減し、さらに2008年のイスタンブール宣言で規制強化が進み、移植ツアーへの参加者は100人程度にまで減少したという。

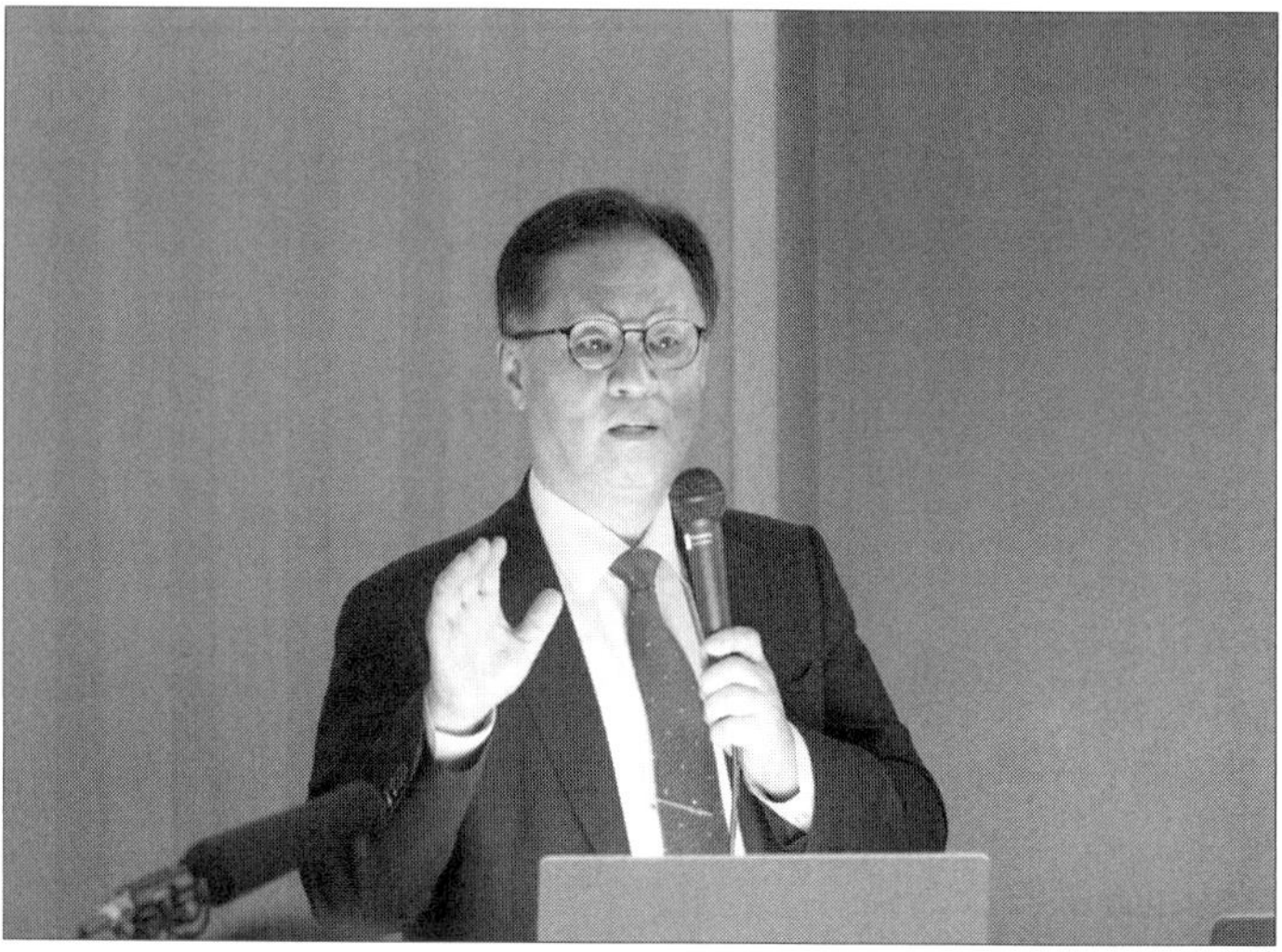
韓熙哲医師

TV朝鮮の会心ルポ！

一方、韓国からは韓国臓器職倫理協会（KAEOT）顧問の韓熙哲医師が登壇した。韓医師は高麗大学医学部教授で韓国医科大学連盟の理事長も兼ねる。

韓医師は、「臓器移植を受けた患者の免疫抑制剤の処方箋には特徴がある。従って、この特徴ある処方箋を与えられた患者の全体数から国内の移植患者の数を引けば、海外で移植手術を受けた患者の人数が算出できる」――と語った。

KAEOTではこのようにして集積したデータを元に、非人道的な中国臓器移植の危険性を広く韓国人一般に啓蒙してゆくと同時に、移植渡航に関する法整備を求めて活動を続けている。そのために、昨年までに国連への請願の為38万5405筆の署名を集めたり、各地でドキュメンタリー映画の上映会を行うなどして、各界に向けて啓蒙活動を行っている。これらの活動に加えKAEOTでは、委員の一人が国際基準に合うよう改正法案を国会に提出し、遂には具体的な協議に結びついた。

韓国についてさらに特筆すべきは、2017年にTV朝鮮が制作した「調査報道セブン」の「中国渡航移植の闇——生きるために殺す」の放送だろう。KAEOTはこの番組制作に全面的に協力した。

中国に169ある移植認可病院（未認可を含めれば500以上の病院が移植手術を行っていると言われる）のうち、最大の臓器移植病院である天津第一中央医院に患者の家族を装って潜入した取材班は、隠しカメラと隠しマイクを使って内部の医師、看護婦、患者などに取材を敢行。また、深夜に及ぶ移植手術の現場（高層階の手術室）をドローンを使って窓外から撮影したり、ドナーから臓器を摘出する前に用いる脳死マシーンの発明者にインタビューを試みたりと、果敢な現地取材に挑み、これを成功させている。

韓国でも臓器提供者（ドナー）の数は圧倒的に足りず、取材時点で3万2000人もの患者が肝腎臓患者がドナーの出現を待っており、順番が回ってくるには最低5年間も待たねばならない状況が続いていた。そして殆どの場合、患者は自分の番が回ってくる前に事切れてしまうのが通例なのだ。日本と同様、移植用臓器は需給のバランスがまったく釣り合っていない。だからこそ、非人道行為に加担する疚《やま》しさを抱えながらも中国に渡って臓器移植を受ける患者が跡を絶たない。――番組は、臓器提供の順番を待ちわびる患者の苦悩にも踏み込み、「長く苦痛に呻《うめ》きながら死を待つか、それとも人を殺してでも生き続けたいか」――と、観る者の胸を抉る重い問いを投げかける。

中国臓器刈り問題に関して、現地取材を敢行し、さらにここまで核心に踏み込んだ報道は世界的にも初めてであり、以降もあらわれていない。危険を顧みずレポートを遂行した取材班の行動力には敬意を払わざるを得ないし、予想されるすべての圧力を押し退けて放送に踏み切った放送局の胆力にも舌を巻いた。

「営利ジェノサイド」

２０１７年の放送直後、韓国からで送られてきたこの画期的なドキュメンタリー動画を視聴しながら筆者の脳裏に去来したのは、「韓国のテレビがここまで出来るのに、なぜ日本のメディアは手を拱《こまね》くばかりでなんら有効な報道が出来ないのか」——という、驚嘆と羨望、それから苛立《いらだ》ちと自責の念が入り混じった複雑な感想だった。

経済的な依存度を考えれば、日本より韓国のほうが中国に対する忖度の度合いは遥かに高いはずである。それでもTV朝鮮は取材と放送を敢行した。ところがこの日本では、隣国において毎年10万からの無辜の民が20年近くに渡って虐殺されいているというのに、断片的な関連報道が時たま出るだけであり、大手メディアが正面切って取り上げたことは一度もない。

既に2012年の段階で米下院議会は中国臓器狩り問題に対して非難決議を採択しているが、そのなかでこう述べられている。

「主流メディアがこれほどの重大犯罪を報じないことは、ジャーナリスムの歴史に対する冒《ぼう》瀆《とく》である」（外交調査と監査委員会）

にもかかわらず、「報道しない自由」を行使する日本メディアの姿勢は、今以ってまったく変わっていない。国会ではようやく2019年11月、参議院の外交防衛委員会で自民党の山田宏議員が中国の法輪功信者とウイグル民族への迫害に沈黙を守る日本政府の無策を糺し、臓器狩り問題についても言及があったが、法改正までの道のりは未だ遠いというのが現実である。

3か国国際会議について言えば、医療分野で日本からは僅かに琉球大学医学部名誉教授の小川由秀医師が登壇し、世界最先端にある日本の修復腎移植に関して発表して面目を保ったが、他は法律分野でも医学分野でも、この問題に正面から取り組む専門家は一人もいないというお寒い状況にある。

我々SMGネットワークではこの中国臓器狩り問題を、「人類史上未曾有の、そして現在進行形の国家犯罪」――と定義している。10年以上に亘って調査を続けているカナダのマタス弁護士もまた、「人類はこれまでさまざまな悪行を重ねてきたが、ここまで邪悪な行為は過去に例がない」とまで言った。国籍はカナダだが、マタス氏のオリジンはユダヤであり、ユダヤ人であるからには物心ついた時からホロコーストの記憶を厭というほど聞かされて育ってきた筈だ。その彼が「ここまで邪悪な行為は過去に例がない」とまで言っているということは、現在もなお中国で行われている臓器狩り犯罪は「ホロコーストより悪質である」ということである。確かにそうだ。あのナチスですら、生きている人間の体を切り刻んで売り捌《さば》いたりはしなかった。

過去20年にわたり、そして現在もなお中国で行われているのは、1つの国家がみずからの統治に邪魔な集団を抹消すると同時に商行為に利用する為、特定の信仰集団や民族集団を大量に虐殺するという、この地上にかつて存在したことのない「営利ジェノサイド」という殺人産業なのである。

巨利は理性を狂わせる

そしてこれを止める能力は、既に中国国内にはない。年間10万件から行われるというこの殺人ビジネスの産業規模は、年間およそ1兆円。回り始めた歯車が大きすぎて、最早誰にも止められなくなってしまっているのだ。巨利は理性を狂わせる。

先の「アニー」はワシントンでこう証言した。

「最初のうちは情報が漏れるのを恐れて、臓器ごとに摘出する医師と手術室を変えていたのです。でも後になってお金が入るようになると、もう何も恐れなくなりました。おなじ部屋でさまざまな臓器を摘出するようになったのです」

これは２００６年の話だが、今や中国は医療界すべからく、否、全社会があまねく「お金が入るようになると、もう何も恐れなくなりました」――という集団催眠状態にある。留まるところを知らない中国の人権無視に、世界もようやく重い腰を上げ始めた。

昨年（２０１９年）11月27日に米議会で香港人権法が成立した前後あたりから、中国に対す

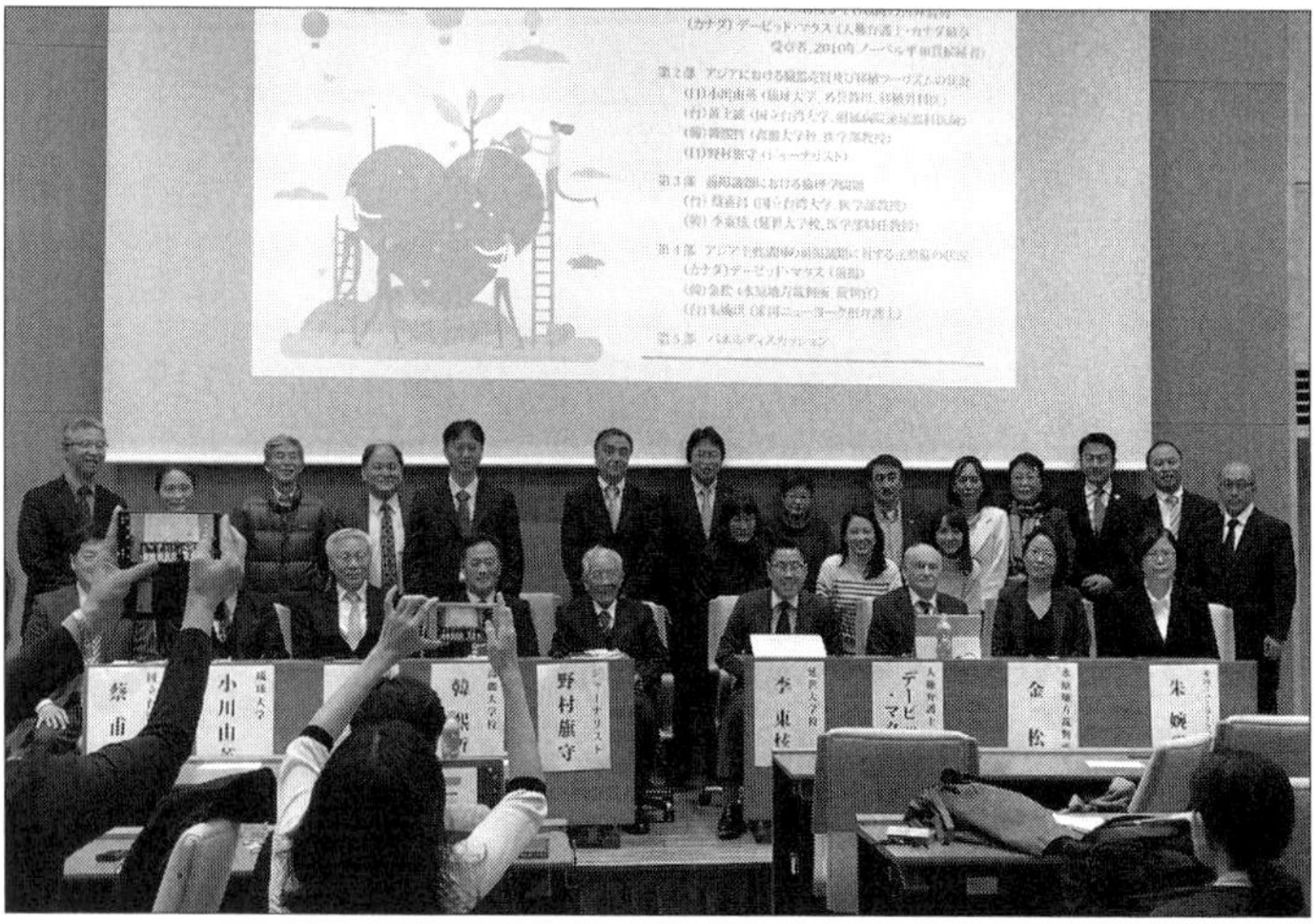

東京大学講堂にて

る欧米諸国の態度が明らかに変わった。ウイグル民族への凶悪な迫害を暴露する内部文書も国際社会に露顕《ろけん》され、中共政権に対する批判報道が相次いでいる。

以来、日本でもようやく空気が変わりつつある。ウイグルにまつわる報道が飛躍的に増え、在日ウイグル人運動を主導する日本ウイグル協会の活動も活発化した。また2012年に結成されたものの、ここ数年は休眠状態にあった日本ウイグル国会議員連盟（ウイグル議連）も今年から再始動する見込みだ。

これまで中国臓器狩り犯罪の最大の標的となっていたのは1999年以降に大量拘束された法輪功信者だった。およそ20年間のうちに100万人近くが犠牲になったとも言われるが、既に需要が供給に追いつかなくなっている。そこで新たに目を着けられたのが、ウイグルだ。現在、自治区内に500か所程ある収容所に閉じ込められている併せて150万～300万人のウイグルの「良心の囚人」こそが、現在最大の臓器提供源であると看做されている。

SMGネットワークでは昨年（2019年）9月、日本ウイグル協会と共催で参院会館における院内証言集会を開催した。登壇した在日ウイグル人によれば、現在ウイグルでは、各家庭に必ず1台の政府の監視カメラが据え付けられる異常な管理社会となっているという（しかもカメラの設置料金まで徴収される）。家族に危害が及ぶため日本から国際電話すら掛けられないという状態が、人によってはもう3年以上も続いているというのだ。人口の1割以上が強制収容所に幽閉されるウイグル民族への苛烈な迫害は既に人権侵害のレベルを超え、民族浄化域に達したと言って過言でない。これを止めるためには、世界のメディアが同時一斉に「Stop Medical Genocide!」の声を上げる以外ない。

「正論」2020年2月号掲載記事を一部改稿しました。

日本の医学・医療界が「中国臓器狩り」問題を明らかにすることができない理由

中村和裕

世界中で「中国臓器狩り」が様々な観点から問題にされている現状で、なぜ日本の国家が、とりわけ日本の医学・医療界が、この「中国臓器狩り」問題を明らかにすることができないでいるのか、その理由について、私なりの推論を述べたいと思う。

結論から述べると、その理由は、戦後日本の国のあり方そして日本社会の医学・医療システムのあり方そのものにねざしているからである。

国のあり方については、特に近隣の中国・朝鮮に対して、日本はいまだに新しい日本の国のあり方を明示することができずに、「戦後」を引きずっている。別の言い方をすれば、特に中国・朝鮮に対して、戦後日本の「国がら」を明確にあらわすことができずに「過去の歴史への反省」という文言でごまかしている。これは、「中国・朝鮮に対する免疫不全」ともいえる状態で、「友好」ではなく、日本が「免疫不全というやまい」に罹患している状態である。とりわけ、日本の政治家のほとんどが、この「免疫不全というやまい」に罹患したままで治癒改善していない。からだの「免疫」のはたらきは、国からの「国防」のはたらきに相似である。

医学・医療システムのあり方については、国権（国家主権）の行使たる「社会保障」という位置づけが皆無で、「国防」の観点が全く排除・無視されている。

日本における医学・医療の歴史には、近代以降二つの大きな変化があった。ひとつは、明治維新であり、もうひとつは、先の大戦での敗北であった。

明治維新によって、日本はそれまでの東洋医学を基礎にした医療制度を変更して、西欧近代医学を主とした医療制度を構築することによって国づくりをすすめてきた。明治政府は、明治7年（1874年）、西欧近代医学を基礎にした医制を創立した。これは、列強近代国家に対抗する「国防力」を増強させたことは確かではあったが、国内的には古来からの伝統医療を衰退させていった面もあった。

先の大戦で敗北してからは、日本は、戦勝国米国の単独占領支配下におかれ、GHQの公衆衛生政策によって医学・医療制度の再編がすすめられた。米国陸軍軍医准将であったクロフォード・F・サムス（Crawford F. Sams 1902-1994）は、1945年から1951年までGHQの公衆衛生福祉局長として日本に赴任し、日本の医学・医療システムの諸改革に従事した。

ＧＨＱの公衆衛生政策は米国の国防上の必要性によって、①日本社会の武装解除②日本国民が米国に敵対しないように慰撫すること、を核心にしてすすめられた。これは、戦勝国米国の国防政策としては当然のことであった。

そもそも、公衆衛生政策は、国家による社会保障制度と密接不可分のものであり、「国防政策」の一環として実施されるものである。しかし、戦後日本社会における「社会保障」政策というのは、ＧＨＱの公衆衛生政策から「国防」が抜け落ちた後の「国民慰撫政策」だけであり、「医療・介護・福祉・年金」と羅列される「社会保障」は、実は、日本国民のいのちと生活を衛るはたらきに欠けているのである。

「医療・介護・福祉・年金」は、受益者である国民が支払う「保険料」によって成り立つ「生命保険」のようなものとして説明される。そして、「少子高齢化」によって保険財政が悪化し社会保障制度が危機にあると言う。これは、完全に論点の意図的なすりかえである。

そもそも、「保険」というのは、個人が自分の力だけでは解決できないリスクに対して、「分散して対処する」ためのものである。つまり、「自助」だけでは不可能なリスクに対して「互助・共助」で対処するためのものである。しかし、「社会保障」政策の核心は、「国権（国家主権）の発動による国防」のことであり「保険の運用」のことではない。後藤新平師が「国家衛生原理」で、「衛生政策は国家の存亡を決するもの」と位置付けたのは、「国権（国家主権）の発動による国防」を重視していたからに他ならない。

私は、今回の、新型コロナウィルスによるパンデミックの発生の中において、巷間《こうかん》一部で主張されている「医療崩壊」というのは、単に「医療」にとどまらない「公衆衛生制度・社会保障制度の機能不全」の現象のことをさしているものと思う。一般的に「パンデミック」という概念は、疫病の世界的流行ということに付随して公衆衛生制度とか社会保険制度とかの既存の社会システムが機能不全に陥っている事象をさすものである。

今回の、COVID19パンデミックに対する防疫対策において、戦後日本社会は、公衆衛生制度および社会保障制度の「機能不全」が明らかになったものと考える。

そこで、私は事の重大性に鑑み、現在おきていることの本質を、専門家および政治家にわかっていただき、適切な対応を間髪入れずに、今後とも間断なくおこなっていただく必要性を痛感したため、10月28日付で、日本医師会中川俊夫会長あてに、以下の「意見および要望書」を提出した。

２０２０年10月28日

公益社団法人　日本医師会　中川俊男会長殿
〒113－8621　東京都文京区本駒込2－28－16

粛啓
日本医師会の一会員として、現在日本国民が大いに関心を寄せている以下の2点につき、僭越ながら、私個人の意見を述べさせていただき、日本医師会への要望事項を提示したく存じます。なお、この内容は、日本国および日本国民全体に関わる問題についての私個人の意見でありますので、私が所属している花巻市医師会および岩手県医師会を経由していないことをお許しください。また、この内容は一般公開して、日本国民全体でひろく議論していただきたいものと考えておりますので、その旨ご了承ください。

1、COVID19パンデミックに対する防疫対策について
周知のごとく、COVID19パンデミックは、昨年中国湖北省武漢から発生して全世界に拡大したものですが、インフルエンザの流行との一番の相違は、「生物兵器の研究・開発」との関連を疑われていることです。（現在、この点については、国際的なリサーチが進行し

ており、まもなく調査報告書が発表されるものと思われます）

それ故、今回の防疫対策では、「ダイヤモンドプリンセス号」の事例にもあったように、自衛隊の防疫チームの活動が非常に重要な位置を占めました。一般的な自然災害や事故の際の「緊急時対応」には、すでに、自衛隊・消防・警察の活動と一体となった医療活動が展開されていますが、今回の場合には、自衛隊の防疫活動と医療活動との連携が特に重要な役割を果たしました。

自衛隊の防疫活動は「軍事」です。私は、医学生の頃、「軍事」と「医療」が結びつくようなことは、日本国を危うくするものだと思っていましたから、防衛医科大学の設置には反対でした。しかし、今回のようなパンデミックの際の「有事」には、「軍事」と「医療」が一体となった初動体制をとることができなければ、国は滅びてしまうということを実感しました。

ＣＯＶＩＤ19パンデミックの今後の帰趨については、まだまだ油断がならない状況にありますが、平時の生活と産業活動・文化活動などは、できるだけ安定して維持する必要があります。そこで、今後も遭遇するかもしれない「有事の医療体制」を日本医師会のリーダーシップの下で、自衛隊の防疫活動と連携して、構築していただくことを要望いたします。

「防疫」についての国際交流・対話は、5月29日に日中テレビ会議がおこなわれているようですが、日本医師会は世界医師会の理事国の医師会として、より多くの国々と「防疫対策」を検討するリーダーシップを発揮していただくことを要望いたします。

2、中国における臓器移植医療について

「臓器移植医療」は、先進的な医療として国際的に認知されている故に、グローバルスタンダードおよび国際ルールが設定されています。その基本は、生命の尊重と個人の尊厳の保持を旨とした高い倫理性です。具体的には、ヒポクラテスの誓い、ジュネーブ宣言、ニュルンベルク規約、ヘルシンキ宣言、イスタンブール宣言、等で示されています。

中華人民共和国は、1949年の建国以来、人民解放軍営の治療所（野戦病院のようなもの）を基礎にして、日本からの経済的援助および医学医療の知識技術面での援助で、遅れていた近代医療体制を整備してきました。中国にはもともと伝統的な医学（中医学）が存在しており、近代的な西洋医学の導入と結合（中西結合）させて国内の医療体制をつくってきました。私は、医学生の頃から東洋医学に関心があり、西洋近代医学と結合した中医学の発展からは多くのことを学んできました。中国人の中医学の師から個人教授を得た経験もあります。「東西医学の結合」による医学・医療の発展は、私自身の希望でもありました。

ところが最近の中国においては、これらのグローバルスタンダードおよび国際ルールを全く無視したような「臓器移植医療」の実態が明確になり、国際的な問題となっています。それは、共産党一党および個人独裁体制の社会構造で伝統的な文化が排斥され、中医（中医学を実践する医師）と西医（西洋医学を実践する医師）との連携が崩壊して、西医が共産党の強制指示の下、本来の「臓器移植医療」と呼べるようなものではない「臓器収奪」「臓器ビジネス」に駆り出されている姿です。（臓器移植を担当している医師のほとんどは人民解放軍所属の軍医です）。中国共産党は、「臓器移植医療による患者の治療実績」を盛んに宣伝していますが、臓器提供者（ドナー）の人権は全く無視しています。むしろ、実体は「意図的に犯罪者とみなした人たちからの臓器収奪」です。「生命の尊重と個人の尊厳の保持を旨とした高い倫理性」は完全に消失しており、「医療」というよりは「共産党独裁による人民虐殺」と表現した方が適切でしょう。中国共産党がおこなっている蛮行は、決して「中国国内の内政問題」ではなく、「独裁支配権力による医療破壊」であり、世界的な重大事です。

このような蛮行を放置したままでいれば、日本国内においても医療に対する国民の信頼を喪失させ、医療崩壊を促進するだけのものになります。

日本医師会は「医療が社会的共通資本であること、その管理・維持にあたる団体が日本医師会であること」を主張しています。「医療が社会的共通資本であること」は、国際的な共通認識であるといってよいでしょう。

中国における臓器移植医療の問題は、医療の管理・維持上看過できない重大問題で、グローバルスタンダードおよび国際ルールに基づく本来の医療を守り維持するための行動を要請されている世界的課題であります。

よって、日本国内および世界においても、この課題を積極的にとりあげ、その解決のためのリーダーシップを日本医師会が発揮されることを切に要望いたします。

謹言

中村和裕　日本医師会会員ＩＤ：０００１１２４４３　医籍登録番号２４９９８７
〒０２８－３１８２　岩手県花巻市石鳥谷町松林寺第三地割77－３

以上が日本医師会へ宛てた手紙である。文章中の2点について、以下、補足説明を付け加える。

〔1〕「防疫」について5月29日に日中テレビ会議がおこなわれていることについて

これは、日本医師会のサイト上に掲載されていたもので、「日中共同「防疫」テレビ会議0529最前線の対話」のご案内、というタイトルでプログラム予定として以下の内容が記載されていた。

プログラム予定（敬称略）

◎総合司会　馬立阿里健康資深副総裁

◎一部　14：40－

司会　蔣暁松／日本医療国際化機構理事長

挨拶　二階俊博／日本自由民主党幹事長

近藤達也／Medical Excellence Japan 理事長

馬雲／アリババ公益基金会、馬雲公益基金会会長

◎二部　15：05－

15：05－15：35　中国サイド発表　梁廷波／浙江大学医学部付属第一病院教授

15：35－16：05　日本サイド発表　行岡哲男／ＭＥＪ理事（モデレーター）

田中裕／順天堂大学 医学部

井上貴昭／筑波大学 医学医療系

16：05－16：50　意見交換会

16：50－16：55　閉会宣言　馬立副総裁

〔2〕「社会的共通資本としての医療」の概念について

「社会共通資本」という概念は、宇沢弘文氏の創出である。彼の説によると、「社会共通資本」というものの中身は、まだ漠然としているが、「人間が人間として生きていくために大切なものとか制度、それを社会共通の財産として大事に守り、そして次の世代に伝えていく。一人ひとりにとって大切なものと同時に、社会にとっても大切なものを、皆で支えていく。所有関係は私有のものもあれば公有もあり、国有もある」と述べている。社会共通資本として一番

重要なのが「医療」と「教育」であると彼は言う。私は「伝統」と言ってもいいように思う。宇沢氏も、ここでいう「社会」とは国家をイメージしていると思われる。この場合、「所有関係」よりは、「運用」する主体は何で、そこにどのような「権限」があるのかという実践的課題を議論する方が有意義であると思われる。

日本医師会は、「社会共通資本としての医療」の管理・維持にあたる団体であると、自ら主張しているわけだから、この「社会共通資本としての医療」を破壊するような「中国臓器狩り」については、積極的に調査分析して必要なコミットメントを発して当然である。

最後にまとめとして、日本の医療関係者そして日本の政治家すべてが、この「中国臓器狩り」問題に、日本という国自身の問題として取り組む必要がある理由を2点あげておく。

〔1〕「中国臓器狩り」問題は、中国国内の内政問題ではない。戦後、遅れた状態の中から、日本は経済成長をバネとして、公衆衛生制度・社会保障制度を築き上げながら、医学・医療を発展させてきた。その中で発展が遅れた中国へは経済的および技術的援助を惜しまず提供してきた。それは、戦後日本社会の「善意」のあらわれであったともいえる。しかし、その「善意」を悪用してきたのが中国共産党であったといえる。日本の全面的協力で実現した中国の医学・医療の発展の成果は、中国国民のための公衆衛生制度・社会保障制度の実現に活用されな

ければならなかったはずであるが、中国共産党の独裁支配を強化するために悪用されたというのが、この「中国臓器狩り」問題の背景である。「社会共通資本としての医療」の運用の観点からみれば、中国共産党の一党独裁体制はとんでもないまちがいをひきおこしてしまっているわけである。「社会共通資本としての医療」の管理・維持の立場からみれば、中国共産党の一党独裁によって医学知識・医療技術が悪用されていることに厳しいチェックをしなければならないはずである。これを見過ごすということは、すべての医学知識・医療技術の悪用を放置するということにつながる。「社会共通資本としての医療」の運用および管理・維持という問題は、それぞれの国の独自の課題であると同時に、人類社会全体の課題でもある。

〔2〕日本の医療関係者そして日本の政治家は、戦後特に日本の社会保障のあり方から「国防」の観点を意識的にも無意識的にも排除してきた。しかし、今回の「コロナ禍」でいやおうなくみせつけられている現実は、戦後の日本の公衆衛生制度・社会保障制度が「機能不全」に陥りつつあるということである。「国防」というと、すぐ「軍事」そして「戦争」というイメージと直結させる人たちが多いが、「国の国防」というのは「身体の免疫」と同じことである。私たちは、身体に「免疫力」がなければ疫病も防げないということは日々実感しているにもかかわらず、日本国に「国防力」がなければ戦争も防げないということには異論をとなえる

「平和主義者」がまだ多い。

日本の医療関係者そして日本の政治家は、公衆衛生・社会保障という制度は、国民のいのちと生活を衛るために国家が国権（国家主権）を発動してすすめる「国防行為」であるという原点を再確認して現場での責務を果たしていただきたいと思う。

国家が国権（国家主権）を発動してすすめる「国防行為」というと、現在の中国のような共産党一党独裁国家のほうが有利だと思われる人たちがいるかもしれないが、これはまちがいである。国家が国権（国家主権）を発動してすすめる「国防行為」の基礎には、国民自らの国民主権行使の自治行為（自由・民主）が不可欠である。「軍事行動」だけが「国防行為」ではない。公衆衛生や医療・介護・福祉・年金などの日常生活のあらゆる場面で「いのちを衛る」自治行為が「国防行為」であることをわかる必要がある。

自由・民主が全くない状態におかれている中国国民を「他山之石」として、私たちは、「国防」の観点から公衆衛生・社会保障制度を見直す必要があるだろう。それは、私たちひとりひとりが、特に中国・朝鮮に対して「日本という国のくにがら」を明らかに示すことができる日本人になるための実践場であるといえる。

JPAC（日本・対中政策に関する国会議員連盟）代表／中谷元議員インタビュー

中国の人権弾圧にマグニツキー法の楔《くさび》を！

聞き手／野村旗守

中谷元（なかたに・げん）
高知県高知市生まれ。土佐高等学校、防衛大学校卒業。元陸上自衛官。自民党所属衆議院議員。自民党高知県連会長。防衛庁長官、防衛大臣、安全保障法制担当大臣、衆議院総務委員長、自由民主党副幹事長などを歴任。

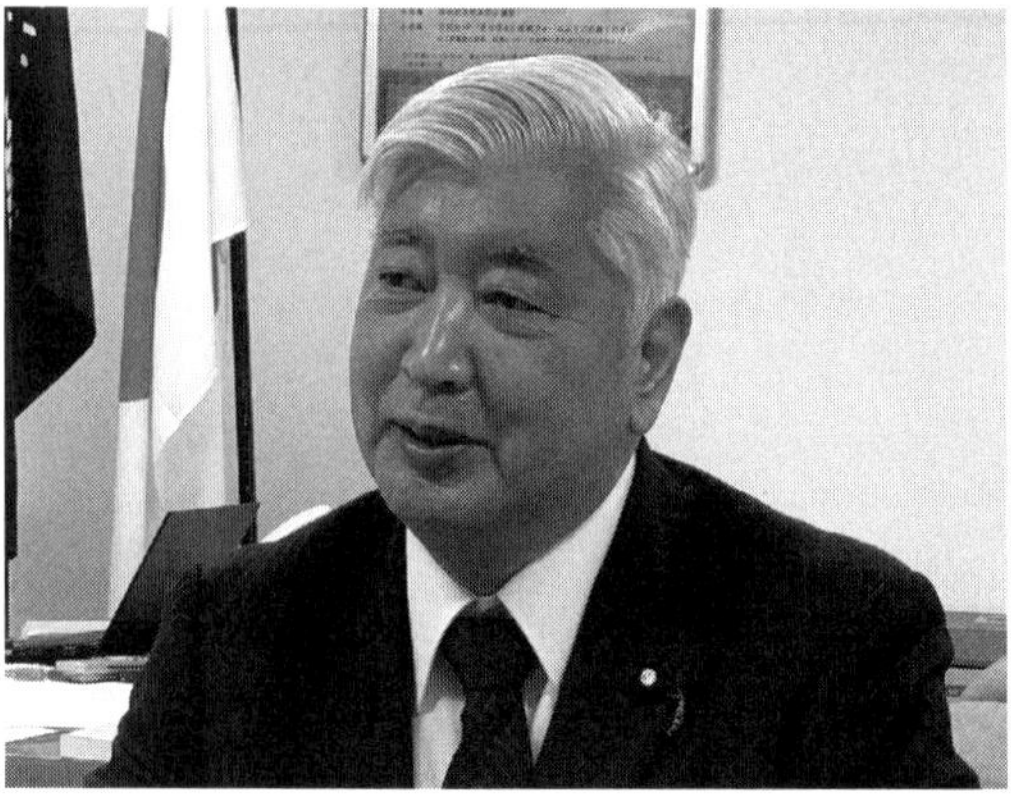
中谷元議員

2020年6月、英国のイアン・ダンカン＝スミス元保守党党首らの呼びかけにより、全体主義的国家運営を進める中国との外交指針を考えるための「対中政策に関する列国議会連盟（Inter-Parliamentary Alliance on China=IPAC）が設立されると、直ちに行動を共にする参加国を募った。これに応えたのは、米国、英国、豪州、フランス、ドイツ、イタリア、カナダ、チェコ、スイス、欧州議会、日本、リトアニア、ベルギー、オランダ、ニュージーランド、デンマーク、ノルウェー、スウェーデン、ウガンダの18か国だった。そして、日本からこれに応じた国会議員約40名によって結成されたのが「対中政策に関する国会議員連盟（JPAC）」である。国民民主党の山尾志桜里《やまおしおり》議員とともに共同代表を務めるのが、防衛大臣、安全保障法制担当大臣などを歴任した自民党の中谷元《なかたにげん》議員だ。

チベット、ウイグル、南モンゴル、香港、法輪功……などなど、とどまるところを知らない中国の暴政に対抗するため、現在、国際人権侵害制裁法であるマグニツキー法の日本導入を図っている中谷議員に話を聞いた。

＊＊＊

野村　まず、JPACの設立経緯とその目的について教えてください。

中谷　香港の自由と民主を担保するはずだった一国二制度が事実上骨抜きにされようとしていた昨年6月、中国の人権問題に対処するため民主主義諸国の国会議員有志が集まって国際議員組織IPACが出来ました。日本で最初にこれに呼応したのが山尾志桜里先生で、私のところにも参加要請があり、議連（日本・対中政策に関する国会議員連盟、ＪＰＡＣ）結成へといたるわけです。

野村　香港問題が契機だったわけですね？

中谷　中国は「50年継続する」と国際社会に約束した一国二制度の下で国家安全維持法を成立させ、香港の言論・思想・出版・行動に圧迫を加え始めた。今年1月6日には1０００人の警察官を動員して民主派議員を含む53人を逮捕しました。特にアップル・デイリー（蘋果日報）のジミー・ライ（黎智英）社長の再収監、民主活動家のアグネス・チョウ（周庭）さんの強制移送などは看過できません。

このように、直接のきっかけは香港問題であったわけですが、もちろん同様に、というより、それ以上に深刻なのはウイグル自治区の問題です。

ウイグルでは約３００万人が強制収容所に入れられ徹底した思想教育が行われていると言われます（野村注：収容者の数については、80万人から３００万人と諸説ある）。人々は共産党を賛美する文書を暗唱させられ、習近平を讃える歌を歌わされ、従わなければ苛烈《かれつ》な拷問が待っています。街中には監視カメラが設置され、家の中までカメラで覗かれています。さらに、ウイグル語の使用は禁止され、女性には不妊手術が強要され、50万人の子供たちが両親から引き離されて孤児院に入れられるなど、民族絶滅を狙っているとしか思えない政策がつぎつぎと実行に移されています。

米国のポンペオ前国務長官はウイグル問題について「ジェノサイドかつ人道に対する罪」と声明を発表し、バイデン政権のブリンケン国務長官もこれに同調する発言をしました。

野村 1月の香港での強権発動に対して、米国政府は直ちに中国政府に対して制裁を科しました。

中谷 1月15日、米当局は「香港への優遇措置を停止する大統領令」で、6名の中国・香港当局者に入国禁止、米国内の資産凍結、取引停止などの制裁措置を決めました。これが出来たのは米国が2012年にマグニツキー法を制定して、国外での不当な人権迫害に対して罰則を科す手段を持っていたからです。ところが、中国の不当な人権弾圧を目の当たりにしても、日本には制裁を科す法律がない。そこで我々JPACは、国外での不正な人権侵害に対して罰則を科す手段として日本版マグニツキー法の議員立法を図ることを第一目標としています。

野村 具体的にどんな法律ですか？

中谷 香港問題に関して言えば、緊急避難が必要な香港人の受け入れ、そのような香港の民主派人士に対する滞在期間の延長、中国当局からの捜査協力の要請に応じない、などの措置を考えています。それから、市民を弾圧した当局者（個人と組織）の側に対しては、入国制限、資産凍結、国際組織への働きかけ、国際司法裁判所への訴訟、国連特使の派遣要求などが考えられます。立案の中心になっている山尾先生は、「欧米ではすでに多くの国が同様の法律を制定しており、これからの民主主義国家の標準装備ともいえる法律」と言っている。ぜひとも成立させたい。

野村　他の諸外国の場合はどうですか？

中谷　まずは2012年、米国がロシア政府の汚職事件を追及していたマグニツキー弁護士の獄中死に抗議して制裁法を制定しました。続いて2016年にはエストニアが、2017年にはカナダとリトアニアが、2018年にはラトビアが、2020年には英国とコソボ共和国が同様の人権侵害制裁法を導入しており、オーストラリアや欧州連合でも導入が検討されています。両者とも成立は時間の問題でしょう。その他、永世中立国であるスイスでもマグニツキー法制定に向けた動きが進んでいます。昨年は、米国・英国・カナダが、中国・ロシア・サウジアラビア・北朝鮮・ベルラーシなどの当局者に対してマグニツキー法を発動しています。

野村　日本版マグニツキー法にはどのような特徴があるでしょうか？

中谷　我々は「特定人権侵害問題への対処に関する法律案」と名付けていますが、この日本版マグニツキー法は外国政府や国際機関との連携を図りながら、発動に際しては外為法と入管法、そして政府援助などの国際協力活動など、日本が国際的に影響力を行使できる法律や制度を背景に実効性のある法律にしていきたいと考えています。具体的には、たとえ国外であっても看過できない特定人権侵害問題を犯した加害者に対しては、資産凍結（支払い、資本取引などの制限を含む）、輸出入規制（日本との取引禁止など）、日本への上陸拒否、日本からの強制退去などの措置が含まれます。

野村　日本版マグニツキー法が成立したとして、中国の強権政治に対してどこまで有効でしょうか？

中谷　手を拱《こまね》いているわけにはいかない。昨年6月スイスで開かれた国連人権委員会で、中国による香港国家安全維持法導入の賛否が問われました。それによると、「中国に反対」が日本や欧州など27か国だったのに対し、「賛成」はその倍近い53か国という結果が出ました。賛成の多くが権威主義的な国だったり、中国から巨額の支援を受けている国だったりする。この構図が定着してしまえば国際社会が掲《かか》げる自由と民主主義の価値観を大きく揺るがすことになりかねない。まずは、出来るところからやっていく、ということです。

野村　中谷さんのような閣僚経験者が何かと争議の種が多い中国問題に首を突っ込むのは異例

かとも思いましたが？

中谷　それは関係ない。日本国憲法前文には、「われらは平和を維持し、専制と隷従《れいじゅう》、圧迫と偏狭《へんきょう》を地上から永遠に除去しようと努めている国際社会において、名誉ある地位を占めたいと思う」と書いてある。そして「平和、人権の重要性は、戦後の日本の大事な価値観として、強く国際社会においても、健全な民主主義による、人類普遍のものであり、いかなる国の独裁も国際的な安定したルールを破壊する行為で許されない」とも書いている。日本の国会議員であるなら、自由と民主主義に脅威を与える中国の独裁政治に声を上げるのは当たり前のことです。

野村　中国政府が関与する人権迫害のなかでも臓器狩り問題は突出して苛烈《かれつ》で人類史上未曾有《みぞう》の国家犯罪です。中国の関係者の中には、医師や政府当局者など、日本に資産を蓄えている関係者もいるはずですので、ぜひとも適用してもらいたいと思います。

中谷　検討の余地は十分にあると思います。

執筆者略歴（掲載順）

◉**加瀬英明**（かせ・ひであき）昭和11年12月東京生まれ。慶應義塾大学、エール大学、コロンビア大学に学び、『ブリタニカ国際大百科事典』初代編集長を経て、福田赳夫、中曾根内閣で首相特別顧問、日本ペンクラブ理事、松下政経塾相談役など歴任。日本会議代表委員、自衛隊・隊友会理事、東京国際大学特任教授など務める。海外での講演活動も多数。ＳＭＧネットワーク代表。

◉**清水ともみ**（しみず・ともみ）静岡県出身。１９９７年講談社『Ｋｉｓｓ』にてデビュー。子育てに専念した後、イラスト動画制作に携わる。２０１９年、ウイグル弾圧の実態を描いた「その國の名を誰も言わない」「私の身に起きたこと」をＳＮＳで発表。米国務省広報サイトなどに掲載される。

◉**野村旗守**（のむら・はたる）ジャーナリスト。１９６３年生まれ。立教大学卒。著書に「北朝鮮送金疑惑」（文春文庫）「Ｚ（革マル派）の研究」（月曜評論社）、編著書に「北朝鮮利権の真相」Ⅰ、Ⅱ（宝島社）など多数。現在ＳＭＧネットワーク事務局長。

◉**日比野守男**（ひびの・もりお）名古屋工業大学卒。同大学院修士課程修了後、中日新聞社入社。地方支局、東京本社（東京新聞）社会、科学、文化部を経て１９９６～２０１２年論説委員。２０１１～２０１５年東京医療保健大学（大学院）教授。２０１５年〜同客員教授。東京新聞在職中、第25次南極観測隊に参加。米国ジョージタウン大学にフルブライト留学（Bioethics の研究）。

◉**三浦小太郎**（みうら・こたろう）１９６０年東京生まれ。獨協学園高校卒。現在、アジア自由民主連帯協議会事務局長。雑誌「正論」「月刊日本」などに執筆。著書に「ドストエフスキーの戦争論」（萬書房）「渡辺京二」（言視舎）など。

◉**大高未貴**（おおたか・みき）ジャーナリスト。フェリス女学院大学卒業。『日本を貶める「反日謝罪男と捏造メディア」の正体』（ＷＡＣ出版）『日韓〝円満〟断交はいかが？　女性キャスターがみた慰安婦問題の真実』（ワニ新書）『ＩＳＩＳ残虐支配の真実』など著書多数。「ＤＨＣニュース虎の門」レギュラー出演中。

◉**佐渡道世**（さど・みちよ）１９８４年、東京都生まれ。大妻高校、大妻女子大学人間関係学部卒。スウェーデン留学中、グローバルメディア・大紀元（Epoch Times）現地支局インターンを経験。帰国後、中堅商社勤務を経て株式会社大紀元に入社（同社は２０２０年特定非営利活動法人エポックメディアに組織変更）。日本語版ローカル記事や英語、中国語の翻訳記事を作成。

◉**鶴田ゆかり**（つるた・ゆかり）フリーランス・ライター。１９６０年東京生まれ。学習院大学英米文学科卒業後、渡英。英国公開大学環境学学士取得。１９８６年より英和翻訳業。（１９９８-２００８年英国通訳者翻訳者協会〔ITI〕正会員)。2015年秋より中国での臓器移植濫用問題に絞った英和翻訳(ドキュメンタリー字幕、ウェブサイト、書籍翻訳)に従事。2016年秋よりETAC(End Transplant Abuse in China 中国での臓器移植濫用停止)国際ネットワークに加わり、2019年秋まで、欧米の調査者・証言者の滞日中のアテンド、通訳、配布資料準備に携わる。英国在住。

◉アニワル(エンヴァー)・トフティ・ブグダ 東トルキスタン(新疆ウイグル自治区)のハミ(クムル)市生まれ。新疆の鉄道中央病院で腫瘍外科医として13年勤務。中国によるロプノル地域の核実験をドキュメンタリー映画「Death on the Silk Road」(死のシルクロード/1998年イギリスchannel 4)を通して暴露する。英国亡命後、世界各地で中国での臓器収奪の真実を訴え続けている。

◉中村和裕(なかむら・かずひろ) 1952年、静岡市生まれ。1979年、京都府立医大卒業。1992年、医師を休職し、カリフォルニアにて中医に師事し、東洋医学の基礎を学ぶ。現在、岩手県花巻市の医療法人中庸会介護老人保健施設「ゆうゆうの里」の施設長を務めるかたわら、産業医活動を展開。

※中国における臓器移植を考える会(略称:SMGネットワーク) SMG(Stop Medical Genocide 中国の医療虐殺を止めろ)ネットワーク。現在中国で行われている良心の囚人を犠牲とする臓器収奪・売買の全廃を求めるために発足。

SMGネットワーク設立3周年記念出版
中国臓器移植の真実 **美談報道の裏で何が起きていたのか**

令和3年（2021年）3月15日　第1刷発行

監修……………………SMGネットワーク
編者……………………野村旗守
共著者…………………加瀬英明　清水ともみ　野村旗守　日比野守男
三浦小太郎　大高未貴　佐渡道世　鶴田ゆかり
アニワル（エンヴァー）・トフティ・ブグダ　中村和裕
発行者…………………川端幸夫
発行……………………集広舎
〒812-0035 福岡市博多区中呉服町5番23号
電話 092-271-3767　FAX 092-272-2946
https://shukousha.com/

造本・装幀……………玉川祐治（studio katati）
印刷・製本……………モリモト印刷株式会社

ISBN 978-4-86735-006-5 C0036

ポストコロナと中国の世界観
覇道を行く中国に揺れる世界と日本

姫田小夏 著

四六判／並製／366ページ
定価（本体1600円＋税）
ISBN978-4-86735-005-8 C0036

新型コロナウイルスは、中国の台頭というパラダイムの転換の中で蔓延した。まさに歴史の大きな転換点となるコロナ禍から未来を展望するとき、カギとなるのは「中国側のロジック」を知ることではないだろうか。本書では、コロナ禍が襲った中国と中米関係、そこから見えてきた「民主・自由とは何か」という疑問、中国の国民の選択や国家に求めるものの違いをあぶり出し、西側とは異なる価値観のもと、世界制覇に挑む中国の現状を取り上げた。

中国国民性の歴史的変遷
専制主義と名誉意識

張宏傑 著
小林一美・多田狷介・土屋紀義・藤谷浩悦 訳

A5判／上製／399ページ
定価（本体3400円＋税）
ISBN978-4-904213-38-4 C0022

専制主義のシステムが「名誉意識」、「品位意識」を圧倒した凄絶なる歴史ドラマ。中華数千年の専制体制と古代・中世貴族・武人の「名誉意識」との凄絶にして長大なる闘争。中国人の「国民性」なるものとは何か。「阿Q的」なものとは何か。その非人間的な負のシステム・歴史遺産を剔抉し、それらと悪戦苦闘した梁啓超・魯迅・胡適から孫文・蔣介石・毛沢東までの政治思想を再検討。著者は中国モンゴル族出身の気鋭の歴史家、作家。